PETITE BIBLIOTHÈQUE MÉDICALE
À 2 FR. LE VOLUME

LA SECONDE ENFANCE

GUIDE HYGIÉNIQUE DES MÈRES

et des personnes appelées à diriger l'éducation de la jeunesse

PAR

Le Dr E. PÉRIER

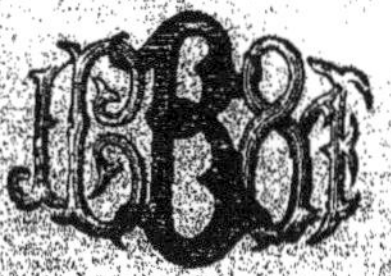

PARIS
LIBRAIRIE J.-B. BAILLIÈRE ET FILS
19, RUE HAUTEFEUILLE, 19
1888

PETITE BIBLIOTHÈQUE MÉDICALE

LA

SECONDE ENFANCE

DU MÊME AUTEUR

HYGIÈNE DE LA PREMIÈRE ENFANCE
SOINS APPLICABLES AUX CAS URGENTS

GUIDE DES MÈRES

ET DES NOURRICES

Deuxième édition, 1887. — In-16.

2 francs.

EN PRÉPARATION

HYGIÈNE DE L'ADOLESCENCE

Un volume in-16.

10231-87. — Corbeil. Imprimerie Crété.

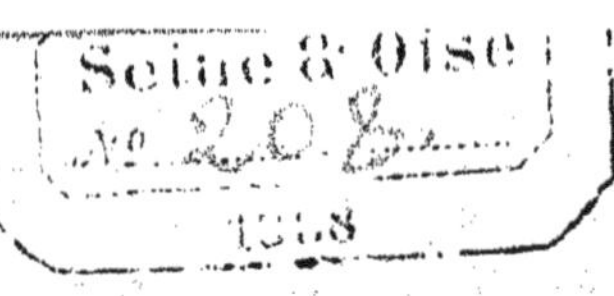

LA

SECONDE ENFANCE

GUIDE HYGIÉNIQUE DES MÈRES

et des personnes appelées à diriger l'éducation de la jeunesse

PAR

Le Dr E. PÉRIER

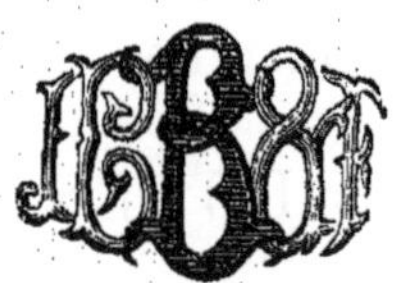

PARIS
LIBRAIRIE J.-B. BAILLIÈRE ET FILS
19, RUE HAUTEFEUILLE, 19
1888

GUIDE HYGIÉNIQUE
DES MÈRES

ET DES PERSONNES APPELÉES A DIRIGER L'ÉDUCATION DE LA JEUNESSE

PREMIÈRE PARTIE

DU ROLE DES PARENTS ET DE LEURS AUXILIAIRES DANS L'ÉDUCATION DES ENFANTS.

CHAPITRE PREMIER

DU ROLE DES PARENTS.

> « Le gros de la charge pèse sur la mère jusqu'à ce que l'enfant grandissant réclame une plus vigoureuse autorité. »
>
> (P. JANET.)

L'enfant a de tout temps inspiré une sollicitude particulière aux médecins, aux philosophes et même aux hommes d'État qui ont tous travaillé, dans leur mesure, à le préparer pour la société à laquelle il appartient et qui le protège par ses lois et par ses institutions ; mais avant qu'il puisse y jouer un rôle utile ou seulement y marquer sa place, cet être fragile et incomplet a besoin de soins divers qui s'adressent à son corps et à son esprit. C'est l'ensemble de ces soins qui constitue l'éducation. S'il s'agit particulièrement du corps, c'est l'éducation physique; s'il s'agit de l'intelligence ou du cœur, c'est l'éducation intellectuelle ou l'éducation morale, mais ces trois branches de la culture de l'homme se tiennent si étroitement liées qu'il est impossible de les séparer dans la pratique. Comme l'a exprimé Montaigne : « Le corps a une grande part à nostre estre, il y tient un grand rang; aussi sa structure et sa composition sont de bien juste considération. Ceux qui veulent despendre nos deux pièces principales (le corps et l'âme) et les séquestrer l'un de l'autre, ils ont tort. »

Appliquée à ce petit être qui n'est rien, mais qui est le commencement de tout, l'éducation doit avoir pour but la culture harmonique de ses forces physiques et de ses facultés intellectuelles ou morales, de manière à ce qu'aucune ne demeure stérile. « Comme un jardinier intelligent, elle place la jeune plante qui lui est confiée dans une bonne terre, elle l'arrose d'une eau pure, l'entoure d'un ferment généreux et la nourrit ainsi des sucs qui y fécondent le travail intérieur de la nature, favorisent une végétation active et la font grandir pour donner, au temps convenable, des fleurs et des fruits (1). » Mais quelle est la bonne terre? quel est

(1) Dupanloup, *De l'éducation.*

le milieu convenable pour cette culture? La famille.

L'enfant appartient à la famille; il ne serait pas besoin de le dire s'il ne s'était trouvé des hommes qui ont voulu le lui enlever pour le donner à l'État. Il y a entre lui et ses parents un lien physique et un lien de cœur, et celui-ci est si fort qu'il ne se rompt qu'au prix de déchirements douloureux que seuls connaissent bien ceux qui les ont éprouvés. Il a si bien sa place et son rôle dans la famille que souvent il rapproche et unit ses membres comme l'a exprimé le poète :

L'enfant, trait d'union qui rapproche deux âmes!
Prisme réunissant les rayons de deux cœurs!

Il est pour ainsi dire une sorte de langage entre les époux et il développe chez eux une force morale qu'ils n'avaient pas jusque-là. Comme le dit P. Janet (1), « les anxiétés qu'il cause, les veilles, les alternatives d'espoir et de crainte que nous donne sa vie fragile, cette torture paternelle ou maternelle que ne peut pas même soupçonner celui qui ne l'a pas éprouvée est une école d'énergie morale dont rien n'approche. »

C'est donc dans la famille où il a sa place marquée et où il devra rester le plus longtemps possible, que se fera le mieux l'éducation de l'enfant. Il y gagnera plus de bonheur réel, plus de douce liberté

(1) Paul Janet, *La Famille*.

et les souvenirs qu'il gardera seront plus tard une force morale inappréciable dans les combats de la vie. La tâche en revient au père et à la mère, ainsi que le privilège d'en goûter les premiers fruits.

I. — Du rôle de la mère.

Je commence par la mère qui a conquis son rôle avec douleur et qui va le remplir avec joie.

La mère a en effet dans l'éducation de ses enfants le premier et le plus beau rôle : le premier parce que c'est elle que regardent les soins complexes imposés par la maternité physique, le plus beau parce que c'est à elle qu'il appartient de « former sur ses genoux l'homme moral » et de lui donner ces leçons de tous les instants qui gravent dans son âme le goût du bien et du beau. La mère est le premier jardinier tout désigné pour cette triple culture physique, intellectuelle et morale de l'éducation; son rôle est décisif s'il est bien rempli dès le début et jusqu'au bout. Il faut savoir en effet que si la mère exerce une grande influence sur la constitution de ses enfants par la qualité du sang et du lait qu'elle leur transmet, que si « la manière dont elle élève ses enfants pendant les deux premières années influe beaucoup sur toute la durée de leur vie, » l'éducation du corps pendant la seconde enfance n'a pas une moindre importance. Plus tard, quand les organes auront pris une fixité de formes définitive, les efforts de l'hygiène seront aussi inutiles qu'ils auraient été tout-puissants au début. Bien conduite, l'hygiène pourra permettre de compenser les inconvénients résultant de mauvais antécédents de famille, tandis que, mal conduite, elle laissera perdre les avantages d'une bonne santé et d'une hérédité saine. Comme l'a dit l'Ecclésiaste : « Il n'y a point de richesses plus grandes que la santé du corps ni de plaisir égal à la joie du cœur. » Triste est le foyer où la maladie élit habituellement domicile, une atmosphère lourde et mélancolique y remplace la joyeuse gaieté qui règne là où il y a des enfants.

Ceci s'applique surtout au corps, mais la mère a un rôle qui s'étend bien plus loin : elle a, en effet, la mission suprême de jeter les bases de tout ce qui constituera l'homme. Pendant qu'elle dirige son développement physique elle agit sur les mœurs pour la formation du caractère et sur l'intelligence par une initiation dont elle a le secret. « C'est à notre sexe, dit J. de Maistre, qu'il appartient de former des géomètres, des tacticiens, des chimistes, etc., mais ce qu'on appelle l'homme, c'est-à-dire l'homme moral, est peut-être formé à dix ans; et s'il ne l'a pas été sur les genoux de sa mère, ce sera toujours un grand malheur. Rien ne peut remplacer cette éducation. Si la mère surtout s'est fait un devoir d'imprimer profondément sur le front de son fils le caractère divin, on peut être à peu près sûr que la main du vice ne l'effacera jamais. » Écoutez encore ce que dit J. Simon dans l'*Ouvrière :* « Le plus savant d'entre nous, s'il faisait un recensement exact de toutes ses idées, de tous ses sentiments, reconnaîtrait que le meilleur de son cœur et de son esprit lui vient de sa mère. Tous nos efforts après que nous avons quitté nos études, nos veilles, nos expériences, nos voyages, n'ajoutent que bien peu à ces premiers éléments de la vie intellectuelle et morale que nous lui devons. C'est tout le passé de l'esprit humain qui nous parle par sa bouche, tandis que, sans le penser et sans le savoir, elle introduit en nous tout ce que sa mère lui avait enseigné à elle-même, et nous rend les sourires, les caresses, les sentiments, les idées qui ont bercé et élevé sa propre enfance. Quand plus tard un homme a la conscience droite, le cœur bien placé, quand il se sent en possession d'une volonté à la fois résolue et tranquille, c'est à sa mère après Dieu qu'il le doit. » S'il s'agit donc d'initiation morale ou intellectuelle, le rôle de la mère n'est pas moins capital que s'il s'agit d'hygiène du corps. C'est la mère, dit Balzac, qui pourra « démêler dès le jeune âge les aptitudes, le caractère, la vocation de ses enfants, ce qu'aucun pédagogue ne saurait faire. »

C'est la mère qui apprendra à l'enfant à « garder son cœur plus que tout ce que l'on garde, car de lui sont les issues de la vie », comme dit le livre des Proverbes.

S'agit-il de l'éducation intellectuelle? De même que le petit être ne peut se nourrir tout seul à sa naissance, de même il est incapable de choisir lui-même les premiers aliments qui conviennent à son esprit et qui peuvent s'adapter à ses facultés naissantes, mais sa mère est là pour faire l'office de premier instituteur naturel; si elle manque, l'enfant s'en ressentira toujours comme il se ressentira de n'avoir pas eu sa mamelle.

Nous vivons dans une époque où on étudie avec soin tous les problèmes qui ont trait à l'éducation, et particulièrement ceux qui touchent à l'instruction des femmes : sans les faire sortir de leur rôle, au contraire pour les y faire rester, on doit, ce me semble, élargir le cadre de leurs connaissances dans le sens de la science maternelle, et il serait bon d'en faire non pas des « bas bleus » de la médecine, mais des hygiénistes pratiques. Comme l'a dit Fénelon, « la science des femmes doit, comme celle des hommes, se borner à s'instruire par rapport à leurs fonctions ». Je vois toujours plus que la femme est dans la mère et que la mère est la pierre angulaire de la famille comme le père en est le chef et qu'elle peut, suivant la direction qu'elle a reçue et d'après laquelle elle dirige à son tour sa propre famille, lui faire beaucoup de bien ou beaucoup de mal. Combien n'est-il donc pas important que la mère comprenne bien son rôle ! Ainsi que le dit J. Simon [1]» : La femme est toute la famille puisque c'est elle qui rend la famille aimable, et qui prépare les enfants aux vertus et aux devoirs de la vie domestique. » Et j'ajoute que la sphère naturelle de son activité c'est,

[1] Jules Simon, *L'Ouvrière* : Le salut par la famille.

plus encore que le ménage, l'éducation de l'enfant.

Il est entendu que je ne propose pas comme type cette maternité idéale des poètes qui plane à une hauteur inaccessible pour ceux qui sont aux prises avec la réalité des choses, mais celle qui consiste dans la pratique patiente et intelligente des devoirs tour à tour humbles et élevés dont le but est d'assurer la santé et le bien-être des enfants. La véritable mère, disaient les Latins, est celle qui nourrit, non celle qui a enfanté; nous disons que la mère doit non seulement être la bonne nourrice, la gardienne vigilante du berceau, le guide et le soutien des premiers pas, mais le véritable éducateur du corps, celle qui, suivant l'expression de Balzac, « remplit à la fois les pénibles fonctions de la bonne et les douces obligations d'une mère », nous disons qu'après avoir donné son sang, son lait, ses soins, la mère doit conduire son enfant à travers les périls d'une croissance rendue de plus en plus laborieuse par les complications infinies de notre vie factice et veiller à ce que le corps ne soit pas lésé par des soins trop partialement donnés à l'esprit. C'est donc l'esprit et le cœur que la mère doit élever et former et cela dès la plus tendre enfance, car l'éducation doit commencer dès la naissance. « Élève le jeune enfant selon la règle de sa voie; même lorsqu'il vieillira il ne s'en écartera point (1) ».

J'ai décrit ailleurs (2), tout au long, le rôle de la

(1) Livre des Proverbes, XXII, 6.

(2) Périer, *Guide des mères et des nourrices* (J.-B. Baillière).

mère comme nourrice; je prends à présent l'enfant sevré pour indiquer à la mère comment elle doit le diriger jusqu'à ce que, selon l'expression de Lamartine, « le bord de la robe de sa mère cessera d'être son horizon ».

Mais, hélas! combien souvent ce rôle de la mère finit avant d'avoir commencé! que de fois il arrive que l'enfant né, on l'emmaillotte rapidement et elle ne le voit plus. Une nourrice mercenaire, bonne ou mauvaise, plus souvent mauvaise, le prend et on le donne ensuite à une gouvernante, puis à des maîtres qui le lancent dans la vie. Cependant les enfants s'élèveraient si bien dans l'atmosphère calme de la famille! Les mères qui se privent volontairement de leurs enfants se punissent elles-mêmes bien durement, car elles se privent des plus douces jouissances. Tel n'est pas le vœu de la nature : l'enfant doit appartenir à sa mère comme le fruit appartient à l'arbre, ne le lui arrachons pas, car la sollicitude maternelle ne se supplée point. Est-ce trop de dire que l'enfant appartient à la mère? Écoutez ce que dit Michelet (1) : « Sont-ils un être ou deux? On pourrait en douter. Elle le fait, refait d'elle-même (dans la transformation rapide qui nous renouvelle sans cesse), et elle est bien des fois la mère. Il est de fond en comble constitué de sa substance. » Aussi :

Sa première tendresse et son premier baiser
Montent, comme un encens, au front pur de sa mère (2).

(1) Michelet, *Nos fils.*
(2) V. Nadal.

La mère doit apprendre son rôle et étudier ses enfants. — L'art le plus humble s'apprend, l'art d'élever les enfants serait-il donc le seul qui pourrait se passer d'une initiation? Je crois au contraire qu'une mère soucieuse de bien remplir son rôle s'efforcera de l'apprendre et ne se contentera pas de cet instinct qui est la part de tous, mais qui ne suffit pas. Que faut-il pour obtenir un homme dans la plénitude de sa beauté et de sa vigueur originelles? Une mère intelligente et dévouée, instruite de son rôle et capable de le remplir; une mère qui aura pour guides, au lieu des préjugés et de la routine, des préceptes d'hygiène pratique. Nous en connaissons tous, de ces mères pour qui la maternité est à la fois un plaisir doux et un devoir auguste! Comprenant quelle est leur responsabilité, elles ne délèguent à personne ce qu'elles sentent bien leur incomber à elles-mêmes et elles s'affranchissent volontiers de tout ce qui pourrait les empêcher de remplir leur tâche.

La mère apprendra son rôle au lieu de compter sur les directions de l'instinct ou de l'expérience d'autrui qui pourraient l'induire en erreur.

De même, elle doit étudier ses enfants tous différents les uns des autres, quelle que soit l'influence de l'hérédité, découvrir dans la constitution de chacun le côté faible afin d'y porter le remède convenable au moment opportun. Pour cela elle aura un aide puissant autant que précieux dans le médecin. C'est qu'en effet, ce n'est pas seulement dans l'ordre naturel des choses que le rôle de la mère apparaît, mais c'est encore dans cet état anormal qui s'appelle la maladie. Je sais bien que c'est là la note fausse dans ce concert harmonique des forces et des facultés de l'enfant qui s'essaye à la vie, mais c'est un facteur avec lequel il faut compter. Dans cet état, la véritable mère est admirable. Son rôle grandit alors, semble-t-il, avec la gravité du péril, et j'affirme qu'elle sera l'auxiliaire le plus précieux de l'homme de l'art. Qui pourra mieux, en effet, juger de l'état de souffrance d'un enfant que celle qui est habituée à son état de santé et qui sait quelles causes la peuvent troubler? Qui pourra mieux occuper la place de la garde-malade vigilante et dévouée que la mère qui aime son enfant et qui a appris à le soigner? La mère, non seulement aide le médecin, mais elle facilite sa tâche en transformant l'action rapide et passagère en secours durable et réellement efficace. Qu'elle ne s'imagine donc pas qu'en soignant son enfant malade, en se constituant *sa garde*, son rôle en soit abaissé; au contraire, c'est une gloire de plus qu'elle ajoute à celles d'une maternité bien comprise et bien remplie.

Méthodes d'éducation. — La jeune plante qui doit devenir un arbre et porter un jour des fleurs et des fruits a besoin d'une bonne terre, de chaleur et d'eau, c'est là la nature ; mais il lui faut en outre les soins du jardinier, sans quoi ce sera un arbre rabougri et stérile : c'est là la culture qui a ses règles, sa méthode variant suivant les pays ou l'opinion.

Il faut, en tout cas, se pénétrer de ceci que l'enfant restera toute sa vie ce qu'il sera dans ses jeunes ans : fort et vigoureux, si sa santé a reçu une bonne direction ; débile et valétudinaire si la direction a manqué ou si elle a été mauvaise. C'est à l'hygiène qui prend l'homme à son entrée dans la vie à faire bien son office, c'est à la mère de mettre toutes les bonnes chances de son côté.

Les mères ont le choix entre deux méthodes opposées, dans l'éducation : une qu'on pourrait appeler de « précautions », l'autre qu'on a nommée « d'endurcissement ». Je commence par dire que ni l'une ni l'autre ne sont applicables à la généralité des cas et que le génie des mères consiste à prendre dans chacune ce qui convient à tel ou tel enfant et à en faire une application convenable. Ainsi que le disait Luther : « L'esprit humain est comme un paysan ivre sur un cheval ; quand on le retient d'un côté, il tombe de l'autre. » De même dans l'éducation on se jette facilement d'une erreur dans une erreur opposée ; après avoir pendant longtemps donné tous les soins au corps, tandis qu'on ne faisait rien pour l'esprit, à présent on fait justement l'opposé : tout pour l'esprit, rien pour le corps. La logique enseigne qu'il faut suivre la nature : cultiver également l'un et l'autre, mais d'abord le corps comme on fait pour la plante dont on cherche à développer la tige avant de songer à lui demander du fruit.

Méthode des précautions. — La méthode des

précautions consiste à éviter aux enfants tout ce qui pourrait troubler la régularité de leur vie et déranger ainsi leur santé. Certes, cette méthodene manquera pas de trouver de l'écho dans le tendre cœur des mères, mais qui ne voit qu'une pareille manière de faire est pleine de périls, car le jour où quelque chose arrive qui n'avait pas été prévu tout est en question? De plus, par des soins exagérés, on énerve les enfants qui, à force d'être dorlotés, sont de véritables malades.

On peut dire d'eux que

Tout leur est aquilon,

car leur débile santé est à la merci du moindre changement de température, d'une impression de froid ou de chaud, d'une promenade, d'une contrariété ou d'un caprice. Ces enfants s'habituent à cette éducation contre nature et il est difficile de les livrer à la vie commune, tant on craint avec raison qu'ils ne s'y puissent accoutumer. Aussi les mères, dans leur sollicitude exagérée, vivent-elles dans des craintes et des appréhensions continuelles.

Comme le dit le proverbe : « Qui traite son fils délicatement l'embarque sur un vaisseau fragile. »

Méthode de l'endurcissement. — La méthode de l'endurcissement a une tendance opposée. L'enfant est livré dès le berceau au froid, au chaud et à toutes les circonstances de la vie ordinaire. Au lieu d'éluder les maladies par des précautions à outrance, on veut émousser, par l'endurcissement, l'aptitude naturelle à les contracter. Cette méthode brutale tue les faibles, tandis que les forts y résistent comme ils résistent à tout, toutefois ont-ils bien besoin d'être élevés tellement à la dure? Je parle surtout pour le froid. Les Lapons, les Esquimaux, les peuples qui vivent sous un climat froid, dont nous avons eu des échantillons au Jardin d'acclimatation de Paris, nous ont paru petits, rabougris, laids, enfin peu conformes au type sorti des mains de l'auteur des choses.

Qui ne sait que le vêtement est pour nous, eu égard à la température, l'équivalent d'aliments? Un nouveau-né se conservera quelques jours presque sans aliments, avec un peu d'eau, mais on le tuera en le découvrant outre mesure. Plus tard la chaleur joue un rôle trop connu dans la santé pour que j'y insiste. Quels sont, je le demande, les parents qui pourraient aller les jambes nues comme ils condamnent leurs enfants et le faire par tous les temps?

Un juste milieu. — Il y a entre les deux méthodes que j'ai un peu exagérées à dessein un milieu qu'il faut savoir garder : que les mères traitent leurs enfants selon leur nature, leur constitution, leurs forces et non selon une règle inflexible : qu'elles fassent, comme le veut la sagesse des nations,

« Selon le vent la voile. »

Toutefois je conviens que l'éducation en France

est peut-être trop efféminée, comme de l'autre côté de la Manche, sous prétexte d'être plus mâle, elle est un peu trop dure. Il n'est assurément pas nécessaire pour faire un garçon fort et vigoureux d'en exposer plusieurs à mourir de froid, mais je ne veux pas non plus qu'un enfant soit élevé dans une boîte de coton. Il doit y avoir entre les deux extrêmes un terme moyen qui sera le bon, et si on ne veut pas tuer un enfant par une sévérité lacédémonienne, on ne voudra pas non plus l'amollir par les délices d'une éducation de serre chaude qui en feront un valétudinaire et un despote, un malheureux qui aura passé la « première moitié de sa vie à rendre l'autre misérable » et qui vérifiera sur lui-même cette pensée de Bacon : « Les soins perpétuels qu'il faut prendre pour sa santé dégradent l'âme et l'assujettissent au corps. »

Ainsi que le dit M. J. Simon [1] : « Les maladies sont comme des chiens hargneux : si on court au-devant d'elles, elles reculent ; si on s'enfuit, elles vous happent. Faites-moi un garçon fort avec une bonne hygiène et des habitudes viriles, et moquez-vous des accidents et des variations de température. »

J'ai indiqué comment diriger le nouveau né. Après le sevrage, si une mère se trouve en présence d'un enfant débile, qu'elle lui donne les précautions dont elle l'a environné jusqu'alors et qu'elle ne l'habitue

[1] J. Simon, *La réforme de l'enseignement secondaire.*

au froid et aux circonstances habituelles de la vie commune que peu à peu, par une transition doucement ménagée. S'agit-il au contraire d'un enfant déjà fort et vigoureux? Il n'y a qu'à se laisser conduire, la nature pous sera cet enfant à vivre au grand air, à ne tenir compte de rien et il roulera des boules de neige quand l'autre, l'enfant débile, restera au coin du feu. Mais l'enfant faible lui-même qu'on aura prudemment entouré de précautions, se fortifiant, grandissant, pourra peu à peu sortir d'une voie dangereuse : à mesure qu'il sera en état de les supporter, on le soumettra aux pratiques hygiéniques de l'endurcissement qui le pourront aguerrir à tout. Ces pratiques inaugurées au bon moment, c'est-à-dire quand l'enfant, d'ailleurs jeune, est bien portant, et avec la suite et les ménagements convenables, ont pour principal effet d'émousser l'impressionnabilité au froid et en général aux causes de maladie. Les précautions au contraire continuées dans l'état de santé laissent l'organisme désarmé en face des influences nocives qui le menacent, et l'énervent par des soins qui compliquent l'éducation. L'idéal serait de pouvoir suivre le programme que vantaient le philosophe anglais Locke et son précurseur Montaigne, qui écrivait à madame Diane de Foix : « Endurcissez votre enfant à la sueur et au froid, au vent, au soleil et aux hasards qu'il lui fault mépriser; ôtez-lui toute mollesse et délicatesse au vestir et au coucher, au manger et au boire ; accoustumez-le à tout ; que ce ne soit pas un beau garson et dameret, mais un garson vert et vigoureux. Enfant, homme, vieil, j'ai toujours cru et jûgé de même. » Ce système, quand il est praticable, crée des immunités durables ; mais, je le repète, il est l'opinion d'un philosophe, et le médecin ne saurait le conseiller à tous les enfants, surtout à nos petits Parisiens élevés dans le duvet et sous les dentelles, esclaves du cache-nez et des fourrures.

Il faut apprendre à l'enfant à supporter la douleur et à se soumettre à la loi du travail. — Voilà pour prévenir les maux ; si on n'y réussit pas toujours, il faut habituer de bonne heure les enfants à les supporter et à ne pas se plaindre pour des riens. Combien souvent il arrive qu'au lieu de calmer un enfant, on ajoute à sa peine en prêtant une oreille complaisante à ses plaintes. Quand il m'arrivait de tomber par exemple, je me souviens que si j'appelais à mon secours, au lieu de me relever et de me remettre à jouer, ma mère, mais surtout mon père me disaient : « Viens ici, je te ramasserai. » J'allais et je finissais toujours par rire quand même j'eusse bonne envie de pleurer. Les accidents et les maladies même contribuent ainsi à l'éducation, comme l'a exprimé Michelet : « aux maladies l'enfant peut apprendre déjà la patience, la résignation, accepter les effets même pénibles des lois générales. »

La mère devra aussi élever son enfant au travail et l'y soumettre d'autant plus qu'il semblera plus disposé à la paresse. « L'accoutumance à porter le travail est accoutumance à porter la douleur, » a dit Montaigne.

Appliquée à l'esprit ou au cœur, une éducation molle ne peut produire, comme pour le corps, que de bien mauvais effets. C'est ce qui a fait dire à un spirituel écrivain : « Ce sont les bonnes mères qui font les mauvaises éducations. » Que sont ces « bonnes mères »? Ce sont des mères faibles, en vérité plus mauvaises que bonnes, qui menacent toujours et qui n'agissent jamais, qui édictent des lois dont elles ne se souviennent plus bientôt elles-mêmes et qui, en réalité, passent leur temps à « gâter » leurs enfants.

Enfants gâtés. — Les enfants élevés par de telles mères s'appellent des enfants gâtés dont le portrait a été fait en quatre vers par Collin d'Harleville :

Êtres inconséquents, neufs, blasés et flétris,
Tels que des fruits sans goût avant le temps mûris,
A quinze ans les voilà déjà de petits hommes,
Plus forts, même plus vieux que tous tant que nous sommes.

« Savez-vous, s'écrie J.-J. Rousseau, quel est le plus sûr moyen de rendre votre enfant misérable? C'est de l'accoutumer à tout obtenir, car ses désirs croissent incessamment par la facilité de les satisfaire ; tôt ou tard l'impuissance vous forcera d'en venir malgré vous au refus, et ce refus inaccoutumé lui donnera plus de tourment que la privation même de ce qu'il désire. D'abord il voudra la canne que vous tenez; bientôt, il voudra votre montre; ensuite, il voudra l'oiseau qui vole; il voudra l'étoile qu'il voit briller; il voudra tout ce qu'il verra; à moins d'être Dieu, comment le satisferez-vous? »

Un vieil auteur (1) raconte une curieuse anecdote qui montre l'inertie des enfants qui n'ont pas été élevés « à se servir d'eux-mêmes ». « Il y a des gens qui sçavent si peu se servir d'eux-mêmes, qu'il arriva, il y a quelques années, qu'un jeune seigneur de la première qualité allant à la promenade, surpris par la pluye, se tourne vers son gouverneur, et luy dit comme en pleurant: *Il me pleut dans la bouche.* L'autre lui répondit : « Fermez-la, Monsieur. »

C'est un grand malheur pour des hommes dont ils se ressentent d'ailleurs toujours, d'avoir manqué d'une bonne initiation morale dans la famille. Ils se reconnaissent à ce trait que s'ils sont instruits, ils ne sont pas « bien élevés ».

Ce que nous demandons aux mères. — Ce que nous demandons aux mères, nous médecins, c'est d'élever la vigilance de leur esprit au niveau de la sollicitude de leur cœur, et de faire à leurs enfants une bonne santé; c'est de veiller à ce que rien dans leurs études ou dans leurs travaux, leurs exercices ou leurs jeux, ne fatigue soit leur esprit, soit leur corps, et ne détruise l'harmonie qui doit

(1) Courtin, *Art de bien employer le temps.*

exister entre eux; enfin de nous aider à les soigner quand ils sont malades, non pas en faisant une médecine empirique ou aveugle, mais en observant ce qui est anormal pour nous bien renseigner, comme elles nous aident à édifier leur santé en se conformant à nos conseils d'hygiène.

Voilà leur programme qu'on pourrait développer davantage, mais qu'elles sauront bien étendre sans autre aide que les besoins et les circonstances. Elles ont le plus beau rôle, si elles veulent le remplir, elles peuvent nous laisser sans regret les soucis des affaires et les agitations de la vie publique, elles ont un rôle plus caché mais plus grand : elles forment des hommes forts dans toute l'acception du mot, forts au physique et forts au moral. Comme l'exprime l'auteur du livre des Proverbes : « L'ornement des jeunes gens c'est leur force. »

Aussi, pensant à l'importance pour des enfants d'être élevés par leur mère et voyant tant de malheureux qui en sont privés, je dis avec l'évêque Landriot : «Heureux le nid où des ailes maternelles s'étendent pour réchauffer ou bien voltigent aux alentours afin de savoir s'il n'y a rien à craindre pour le bonheur des enfants. »

II. — Du rôle du père.

Comme le dit P. Janet, « le gros de la charge pèse sur la mère jusqu'à ce que l'enfant grandissant réclame une plus rigoureuse autorité. » Ce moment vient, en effet, mais il y a des pères qui le font venir trop tôt. Nous avons tous connu des hommes en général inoccupés qui auraient voulu tout prendre sur eux dans la maison. Dans leur intervention incompétente et inopportune, ils contrariaient sans cesse la mère dont ils usurpaient le rôle et exaspéraient les enfants en apportant la rigueur et l'autorité là où il eût fallu la douceur et la tendresse. Ces pères, bien intentionnés d'ailleurs, par leur ingestion inopportune dans ce qui n'était pas de leur ressort, faisaient mal aller le « coche du ménage » qui se trouvait sans cesse arrêté alors que le chemin n'était pas montant, sablonneux, malaisé ; en se mêlant de tout ils gâtaient tout. De là des tiraillements constants, des soins incompétents donnés à bâtons rompus et en fin de compte une éducation physique, intellectuelle et morale également stériles.

Le père ne doit pas se désintéresser. — Les choses ne se passent pas toujours ainsi ; le père a au contraire la tendance de se tenir trop en dehors de la « nursery » et de se désintéresser au profit de la mère, de la charge de l'éducation. Comme le dit un charmant écrivain [1], « l'enivrement du succès, la fièvre de la lutte éloignent l'homme de la famille ou l'y font vivre en étranger, et bientôt il ne trouve plus de charme aux choses qui l'ont d'abord séduit. »

Je comprends, dit-il, que « la trompette de bébé

(1) G. Droz.

est bruyante... Je comprends enfin qu'un homme auquel la carrière sourit considère toutes ces entraves comme autant de bâtons dans les roues de son char. Mais j'attends l'homme heureux, au moment où son front se plissera, devant les débris de son char fracassé, au moment où la déception lui tombera sur la tête comme une calotte de plomb, et où, ramassant les bâtons qu'il a maudits, il s'en fera de modestes béquilles qui l'aideront à marcher. »

Je connais à Paris des millionnaires qui ne dédaignent pas de s'occuper de leurs chiens ou de leurs chevaux, qui savent quels sont les moyens d'améliorer les races et d'en développer les qualités, qui connaissent quelle est la nourriture la plus convenable à ces animaux, mais qui ignorent complètement ce qui convient au corps ou à l'esprit de leurs enfants. L'homme qui met son honneur à voir sortir de ses haras ou de son chenil de beaux chevaux ou des chiens de race, trouve-t-il indigne de lui de donner à la société des sujets forts et vigoureux?

En quoi est défectueuse l'éducation de nos enfants? N'est-ce pas en ceci que, faute de connaître les préceptes les plus élémentaires de l'hygiène, les parents dirigent mal leur alimentation comme leurs études, leur vêtement et leurs jeux? Le développement de l'homme est soumis, comme celui de tous les êtres, à des lois naturelles qu'on ne peut impunément ni violer ni même contrarier.

Le père, s'il n'a pas la charge directe d'élever les

enfants, ce qui est plutôt le rôle de la mère, doit savoir conseiller, diriger jusqu'à un certain point, toutefois sans en avoir l'air, inspirer les choses importantes en en laissant l'exécution à qui de droit. Les conseils donnés à propos ne pourraient que justifier la confiance de la mère, loin de l'affaiblir. Comme l'a dit Michelet, « un point très capital, c'est que le père maintienne, relève en toute occasion l'autorité maternelle, que l'enfant n'est que trop porté à traiter légèrement. »

J'accorde donc que le père se tienne en dehors, quant à l'exécution des soins qu'il appartient à la mère de donner à ses enfants. Il y a certes des cas où la mère venant à manquer, il peut être utile que le père « ait été quelque peu nourrice », mais dans l'ordre normal des choses, qu'il se contente d'une surveillance délicate et qu'il ne se désintéresse jamais.

A mesure que l'enfant grandit, le père partage d'autant plus la tâche de la mère s'il s'agit d'un garçon, et au contraire de moins en moins s'il s'agit d'une fille dont une femme peut seule bien conduire l'éducation.

Le père, quand il est appelé à diriger l'éducation de son enfant, doit comme la mère apprendre son rôle. Que penserions-nous d'un homme qui voudrait conduire les affaires publiques de son pays sans y avoir été initié ? Qui d'entre nous voudrait se mettre entre les mains du premier venu qui ne serait pas chirurgien pour se soumettre à une opération délicate? Et n'est-ce pas une opération délicate que l'éducation d'un enfant ?

Il faut aussi que le père soit initié. — Il faut donc que le père comme la mère apprenne ce qu'il ne saurait improviser, s'il ne veut pas aller en aveugle et essayer de faire d'instinct ce qui est une affaire d'expérience. C'est aux parents, c'est au père en réalité qu'incombe la responsabilité d'une mauvaise éducation, et il est le premier à moissonner les fruits amers d'une culture défectueuse. Songez, dit l'aimable écrivain que j'ai déjà cité, « que dans votre enfant, il y a un homme dont l'affection réchauffera votre vieillesse ; respectez-le pour qu'il vous respecte, et soyez sûr qu'il n'est pas une parcelle de semence jetée dans ce petit cœur qui, tôt ou tard, ne produise des fruits. »

Le père aide et dirige tour à tour, dans ce grand œuvre de l'éducation où son cœur et son esprit sont également intéressés. Rien ne serait plus funeste à l'avenir des enfants qu'un manque d'accord des parents dans la direction de l'éducation : si chacun est à son poste tout va bien, si l'un des deux le déserte, tout va mal. N'est-il pas beau de voir dans un ménage bien uni le père et la mère diriger ensemble l'éducation des enfants, tenant conseil sans rivalité de domination, prendre ensemble les décisions qui importent à leur bien-être, qu'il s'agisse de leur santé ou de leurs études? Comme le dit P. Janet, « le rôle du père est de former l'enfant par l'autorité et par la raison, le rôle de la mère est d'obtenir les mêmes effets par l'attrait et par la tendresse. Le triomphe du père est de conquérir par le respect une volonté disputée : le triomphe de la mère est de gagner par l'amour une volonté qui s'abandonne. » D'ailleurs le père qui comprendra son rôle, saura avoir quelque chose de maternel, et la mère saura montrer la fermeté qui va avec la véritable douceur.

A mesure que l'enfant grandit, chaque rôle devient plus distinct; de même suivant les sexes, comme je l'ai exprimé plus haut; toutefois nul ne doit abdiquer entre les mains de l'autre.

Le père est-il le précepteur naturel ? — Le père est-il, comme le voulait Jean-Jacques Rousseau, le premier précepteur de l'enfant ? M. Legouvé semble y répondre par la négative quand il dit : « Un père a deux défauts irrémédiables comme maître : c'est un maître intermittent et un maître amateur. » Sans peser sur le mot *irrémédiable*, je dis que le premier précepteur c'est en vérité plutôt la mère, et que le père, s'il a le droit et le devoir de donner à ses enfants les leçons de l'exemple, quant à ce qui est de l'éducation morale, n'a pas toujours le temps ou les moyens de les instruire. C'est pourquoi s'il devait être un maître « amateur ou intermittent, » j'aimerais mieux qu'il se contentât de surveiller, d'aider, d'encourager, que de faire une besogne pour laquelle il ne serait point suffisamment doué, et de perdre auprès de ses enfants un peu de ce prestige qui sauvegarde son autorité.

Le père et la discipline. — Le père, a dit

Michelet, est pour l'enfant une « révélation de justice. » C'était vrai surtout à l'origine de la société humaine, quand elle se réduisait à la famille, mais le père a encore aujourd'hui ce rôle plus austère et plus grave qui en fait le dépositaire de l'autorité. Toutefois le père ne peut pas toujours rester sur son tribunal, et le tableau populaire qui nous représente le bon roi Henri IV jouant sur le tapis avec ses enfants en est une démonstration qui n'est plus nouvelle. Montaigne, déjà de son temps, ne voulait pas que les enfants fussent privés de la familiarité des pères, et cependant il a fallu longtemps pour que le rôle du père perdît de son autorité dictatoriale afin de devenir ce qu'il est aujourd'hui. Comme le dit G. Droz, « l'estime et le respect se concilient fort bien avec la tendresse : on peut être bon et souriant sans abdiquer complètement, et se faire obéir sans être terrible. Est-il bien besoin qu'il vous craigne, le cher petit, s'il craint seulement de vous déplaire et de vous affliger ?

« Entre nous, croyez-moi, devenez un peu son camarade : juste assez pour avoir le droit de rester son ami. Cachez votre suzeraineté paternelle comme un commissaire de police cache son écharpe. Ces insignes-là ne s'exhibent qu'aux jours d'émeute. Demandez avec bonté alors que vous pourriez commander en maître ; que sa soumission lui soit douce et que dans son obéissance il y ait beaucoup de tendresse. »

En somme le père ne doit pas terroriser ses enfants sous prétexte de les discipliner, mais leur montrer un bon exemple qu'ils puissent suivre, et s'efforcer de s'adresser à leur raison. Comme le dit Mme Guizot, « le devoir de tout homme envers ses semblables et plus encore, s'il est possible, d'un père envers son fils, est de diriger vers ce qu'il regarde comme la vérité les opinions sur lesquelles il peut avoir influence. Mais la seule manière légitime d'exercer cette influence c'est de rendre libre et sain l'esprit sur lequel on est en possession d'agir, de telle sorte qu'il reconnaisse la vérité toutes les fois qu'elle se présente. » A mesure que l'enfant grandit, à mesure aussi que, devenant plus indépendant, les enseignements du père perdent un peu de leur force, il y a, que tous les pères le sachent, une ressource dans l'exemple. Comme l'a dit Mme Swetchine, « il y a dans l'exemple une puissance qui surpasse toutes les autres. Sans y songer, on redresse les autres en marchant droit. »

Quant à la correction corporelle, il est bien difficile de l'exercer avec impassibilité. Il faut une grande possession de soi-même pour ne pas être le « père qui se venge », le père qui, au lieu de corriger le défaut de son fils, cède à son propre défaut. Je suis tellement assuré de l'importance du rôle du père dans l'éducation, que je dis avec Ch. Nodier : « Quel que soit l'obscur berceau d'une enfance prédestinée à la gloire, il n'y a point de génie bienfaisant qui ne doive beaucoup à son père. »

III. — Des grands-parents.

« La couronne des vieillards, ce sont les fils des fils, et la gloire des fils ce sont leurs pères » (1) : ainsi parle le livre des Proverbes.

Les grands-parents se sentent revivre dans leurs petits-enfants, comme l'a si bien exprimé V. Hugo :

... Ah! les fils de nos fils nous enchantent,
. . . .
Ils sont dans nos foyers lugubres le retour
Des roses du printemps de la vie et du jour.

Mais ils doivent se contenter de jouir d'eux plutôt que de vouloir diriger leur éducation ou leur estomac. Je sais bien que la grand'mère n'est pas fâchée d'exercer à nouveau auprès de ses petits-enfants le rôle qu'elle a d'ailleurs bien rempli auprès de son fils ou de sa fille ; malheureusement sa faiblesse indulgente n'est pas une garantie de la bonne éducation de l'enfant, qui après tout sent vite à qui il a affaire. La compétition d'une jeune mère intelligente et dévouée et d'une vénérable grand'mère expérimentée, mais dont la faiblesse indulgente est traditionnelle, peut devenir périlleuse pour l'enfant, et exposer l'autorité des parents à être battue en brèche.

Legouvé, qui a été élevé par sa grand'mère, fait l'observation suivante dans le livre où il raconte

(1) Prov., XVII.

soixante ans de souvenirs : « On n'a pas assez remarqué peut-être le caractère particulier de l'éducation des enfants faite par leurs aïeuls : tant que les parents vivent, la grand'mère n'a guère souci que d'être trop bonne. Elle soutient volontiers les enfants contre les parents. Victor Hugo nous a donné la poésie de ce rôle dans « l'art d'être grand-père. »

« Mais quand la mort du père et de la mère remet tout à coup l'enfant dans les mains de l'aïeule, et lui donne charge d'âme, oh ! alors, cette petite poésie un peu factice s'en va ; reste la prose, c'est-à-dire la responsabilité, l'idée sévère du devoir. Ce devoir est plus difficile à remplir pour la grand'-mère. Elle ne se sent que remplaçante. La distance d'âge entre elle et l'enfant lui rend plus malaisé l'emploi de l'autorité. »

Nous connaissons des enfants qui ont été élevés par leurs grands-parents, comme Legouvé, et assurément le père et la mère, quels qu'ils fussent, n'auraient pu mieux les élever.

Si j'écarte les grands-parents de l'éducation, quand la famille est dans son intégrité, à plus forte raison écarterai-je les autres parents qui vivant près ou loin d'une famille n'ont pas à s'ingérer dans ce qui s'y fait. S'ils ont un conseil affectueux ou une remarque amicale à adresser à un père ou à une mère, qu'ils choisissent bien leur moment et qu'ils évitent de paraître critiquer les parents en présence des enfants qui ont naturellement la tendance à s'élever contre l'autorité. Il n'y a pas de position plus embarrassante que celle de parents qui veulent tenir compte des avis de tout le monde, et on peut se demander, non sans quelque inquiétude, quel sera le sort des enfants au milieu de ce dédale d'opinions contraires. En général les personnes compétentes n'exprimeront leur avis que lorsqu'on le leur demandera : ce sera faire preuve de véritable savoir et de tact.

CHAPITRE II

DES AMIS.

> « Qu'un ami véritable est une douce chose ! »
> (LA FONTAINE.)

> « L'ami par intérêt est une hirondelle sur les toits. »
> (*Proverbe.*)

Quand il s'agit d'éducation, l'office des amis ne doit pas aller au delà d'un conseil affectueux ou d'une sollicitude qui s'exprime avec discrétion ; aussi comme il est rare qu'ils sachent rester dans cette mesure, vaut-il mieux qu'ils laissent aux parents la direction de leurs enfants.

Il y a toutefois dans le cercle domestique deux aides de la mère qui doivent être des amis : je veux parler du médecin et de l'institutrice, c'est-à-dire de l'éducateur du corps et de l'éducateur de l'esprit. Voyons à grands traits ce qu'ils doivent être.

I. — DU MÉDECIN.

Je commence par le médecin, car il entre en scène en général le premier; je n'hésite pas à dire que dans cette triple culture physique, intellectuelle et morale dont la mère a la direction, il est sans contredit son aide le plus efficace, son appui le plus puissant. Aussi ne doit-elle pas manquer d'y recourir non pas seulement pour lui demander un remède quand son enfant est indisposé, mais pour lui confier la direction de sa santé. Comme on l'a dit, « *il vaut mieux faire soigner sa santé que sa maladie.* » Eh bien, qu'on ne s'y trompe pas, le médecin qui dirige la santé, c'est-à-dire le régime des bien portants d'aujourd'hui, sera le plus apte à soigner et à guérir les malades de demain. Pour cela il faudrait retenir le *médecin de famille*, le médecin ami qui nous échappe depuis qu'il y a des spécialistes pour toutes les maladies et qui s'en va sur la pente glissante où s'en vont tant de bonnes choses. Ce n'est pas que je sois admirateur passionné du passé et des mœurs patriarcales d'autrefois, mais on m'accordera qu'un médecin qui a soigné les parents et les aïeux d'un enfant, qui conserve sinon dans ses cartons, du moins dans un coin de sa mémoire le casier médical, si je puis dire ainsi, d'un enfant, qui l'aura suivi depuis sa naissance, qui l'aura aidé à travers les mille écueils de sa première enfance et qui sait ce qu'il est dans son état de santé, sera singulièrement préparé à rencontrer avec lui la maladie quand elle se présentera. Et plus tard, qui pourra mieux diriger un enfant dans le choix d'une profession, un jeune homme ou une jeune fille dans le mariage, que celui qui connaît leurs capacités physiques, c'est-à-dire leur santé et leurs forces ainsi que leur prédisposition à telle ou telle maladie?

Aujourd'hui nos relations avec les familles durent souvent

> ..... ce que vivent les roses,
> L'espace d'un matin.

Parfois elles cessent après une maladie où d'ailleurs le succès a couronné l'œuvre; rarement elles sont pour la vie entière. Cependant c'est le cas encore dans les petites villes. Il est vrai que les familles se déplacent plus qu'autrefois, que les médecins sont susceptibles, qu'ils n'aiment pas se voir tour à tour laissés et rappelés, suivant le caprice du moment. Mais qu'on ne s'y trompe pas, c'est là ce qui enlève au médecin l'élan qui lui est nécessaire pour l'accomplissement de son devoir souvent aride. Je ne veux pas dire par là que le médecin ne fera pas consciencieusement son office, mais quand on lui demande le savoir et non l'affection, on crée un lien fortuit et non un attachement durable. Aussi est-il des gens dont on est obligé, à moins qu'on se fasse violence, de réparer la santé comme on réparerait une montre, avec intérêt, avec conscience, mais sans émotion. A qui la faute?

Il faut que les mères s'attachent un médecin qui sera appelé à diriger la santé de leurs enfants ; j'entends leur régime alimentaire, leur genre de vie, la croissance et la dentition; qui dira quand l'enfant pourra être mis à l'étude et qui verra comment il supporte la scolarité, qui enfin sera au chevet de son lit quand la maladie viendra, mais qui aura surtout pour mission de la prévenir.

Mais qui songe à consulter le médecin pour un enfant bien portant? Qui songe à lui demander de surveiller son développement et à prévenir les maladies, du moins celles qu'on peut empêcher?

Tout va bien, il est vrai, dans les cas heureux où l'enfant apporte en venant au monde comme première mise de fonds une bonne constitution, mais quand il naît débile, quand il hérite d'antécédents héréditaires suspects, quand sa première enfance est mal dirigée, on est dans une voie semée d'écueils, où les conseils de l'homme de l'art seront au moins aussi utiles pour prévenir la maladie que pour la combattre.

Du choix du médecin des enfants. — Il est donc tout à fait important que les mères s'assurent le concours d'un médecin qui sera un ami. Qui ne sait que dans la pratique on n'apporte quelquefois pas autant de soin à choisir son médecin que sa couturière? On prend le premier venu, c'est-à-dire le plus près, le plus à la portée, celui dont la figure plaît, le plus couru, le plus connu ou le plus inconnu, en se réservant, cela va sans dire, de le changer dès qu'il aura cessé de plaire. C'est là déjà un grand mal, car des gens bien élevés ne renvoient pas un médecin comme un visiteur importun; mais un mal plus grand, c'est que ce médecin de passage ne pourra s'intéresser au petit malade pour lequel on ne l'appelle qu'en passant. Que les mères choisissent donc un médecin digne de la mission élevée qu'elles attendent de lui, qu'elles fassent leur choix d'avance au lieu d'attendre qu'une indisposition subite les force à prendre le premier venu, et qu'elles lui accordent leur confiance, sans réserve : il leur rendra en dévouement fructueux et leur confiance et leur attachement.

Le Dr Fonssagrives engage les jeunes mères à prendre autant que possible pour leurs enfants le médecin qui leur a donné des soins à elles-mêmes. Ce médecin peut être démodé, dit-il, effacé par des personnalités plus brillantes ou plus agissantes ; mais si, par ailleurs, il est dévoué et instruit, rien ne saurait le remplacer.

Je n'ai rien à objecter à ce qu'on prenne pour les enfants un médecin d'enfants, quand on habite une grande ville où on trouve des spécialistes, mais ce n'est pas absolument indispensable, au moins pour suivre un enfant et pour soigner la généralité des maladies qui peuvent l'atteindre. Restent les cas sérieux pour lesquels on a toujours la précieuse ressource des consultations. Ce qu'il faut, c'est un médecin qui connaisse les enfants, leurs mœurs, leur manière d'être un peu spéciale, ce qui nécessite une initiation particulière. Un médecin qui est habitué aux enfants pour avoir vécu au milieu d'eux, qui sait leur parler le langage de la fermeté et de la douceur suivant les circonstances et les caractères, qui, leur étant d'ailleurs sympathique, peut les amener à faire ce qu'il leur prescrit, un tel médecin sérieux, connaissant son art, intelligent et joignant à la science un jugement sûr, une conscience droite et une sympathie pour le petit malade et pour son entourage, sera d'un grand secours pour la mère à ces heures sombres où la maladie vient s'asseoir au chevet de l'enfant. Dans l'affolement général le médecin, bien au courant de la constitution du petit malade et des mœurs de la famille, saura garder son calme et l'imposer à tous par son attitude et par son langage.

Importance pour les enfants d'avoir toujours les soins du même médecin. — Le médecin une fois choisi, qu'on ne le change pas inutilement, ce serait perdre tout le bénéfice qu'on peut retirer de l'avoir initié aux circonstances et aux antécédents de la famille. Voici un fait qui prouvera surabondamment ce que j'avance. J'avais donné des soins à un bébé qui dès l'âge de trois mois avait eu des accès de fièvre intermittente. Vu la rareté à Paris de cette affection chez un tout petit enfant, vu la gravité de son état, j'avais prié mon excellent maître et ami le Dr Jules Simon de partager la responsabilité du cas, et nous vîmes bientôt l'enfant guérir. Deux ans après, un autre enfant de la même famille fut pris des mêmes accidents dès le quinzième jour qui suivit sa naissance et on appela auprès de lui un médecin qui, ignorant qu'il y avait eu des fièvres intermittentes dans cette famille, ne vit pas bien de quoi il s'agissait et battit les buissons pendant quelques jours, cherchant consciencieusement un nom à mettre sur la maladie. L'enfant allant de mal en pis, on me rappela et aussitôt, m'aidant de mes souvenirs, m'aidant aussi des observations des parents fort instruits d'ailleurs et pleins de sollicitude pour leur baby, je n'hésitai pas à reconnaître la même maladie qui s'était montrée deux ans auparavant chez la sœur du petit malade. Cet enfant, dont l'état ne laissait pas que de m'inquiéter, guérit d'ailleurs très vite, mais sa vie fut suspendue à un fil : il suffisait d'avoir connaissance de ce qui s'était passé pour avoir la clef d'une situation qui n'aurait fait qu'empirer si on n'y eût porté à temps le remède efficace.

Les mères tâcheront donc de ne pas avoir à changer le médecin de leurs enfants. Elles devront lui accorder une confiance pleine et entière qui doublera ses forces et donnera à son rôle une plus grande responsabilité, mais en même temps l'entrain et les forces nécessaires pour la porter. Nous avons besoin d'être soutenus, encouragés, aidés, et d'autant plus que le péril est plus grand. Ce médecin devra venir souvent voir les enfants qui lui seront confiés, il devra pour ainsi dire surprendre la nature qui opère chez eux, et se faire une idée de ce qu'est l'enfant et de ce qu'il sera plus tard. Ce n'est pas en voyant rapidement un enfant pour lequel on l'appelle en toute hâte que le médecin connaît son sujet, mais en l'étudiant à son aise à divers moments, et pour cela il faut qu'il ait sa petite place dans le cercle domestique. Aux mauvais jours il y apportera une science sûre doublée d'une véritable sympathie.

Le jour où l'hygiène et l'hygiéniste auront leur place au foyer, le jour où on s'efforcera de prévenir les maladies en préparant aux générations nouvelles une bonne constitution, la santé publique aura remporté sur la maladie une éclatante victoire.

Si on a un bon médecin, qu'on le ménage, bien qu'on soit assuré de pouvoir compter sur son zèle. Qu'on ne l'appelle pas en hâte pour des riens, car le jour où il y aura urgence, le jour où on criera au loup avec raison, il se fera tirer l'oreille pour venir, et peut-être sera-t-on exposé à perdre un temps précieux.

On le voit, les médecins ont un rôle dans l'éducation des enfants ; si on veut qu'ils le remplissent bien, qu'on se souvienne que les mères confiantes font les médecins dévoués.

II. — L'INSTITUTRICE. — LES MAITRES.

Comme le dit Paul Janet, « entre Dieu et l'enfant le père est le premier intermédiaire, et l'instituteur sacré ou profane ne font que travailler sur les premières assises qu'a posées le père de famille. » Mais une fois les fondements établis par le père, la mère, ou par tous les deux, il arrive un moment où on donne à l'enfant une institutrice ou un précepteur, un maître enfin. C'est toujours une grave détermination que de se décider à donner un instituteur ou une institutrice à un enfant, et je ne doute pas que ses premiers maîtres ne jouent un rôle décisif sur son éducation tout entière. Je parle en médecin, en hygiéniste surtout, et qu'on n'accuse pas l'hygiène, cette gardienne vigilante de la santé publique, de s'ingérer dans des choses qui ne sont pas de son ressort. Si le corps lui appartient, si elle a la mission élevée de le bien diriger et d'éloigner de lui tout ce qui peut lui nuire, elle sait trop bien quel lien étroit le lie à l'esprit pour se désintéresser de ce qui touche celui-ci.

Importance de bien choisir les premiers maîtres. — Ainsi que l'a remarqué Fleury, « il reste à la plupart des enfants de l'aversion et du mépris pour toute leur vie de ce qu'ils ont appris de gens trop vieux, chagrins ou maussades. » Aussi voudrait-il « que le maître fût bien fait de sa personne, propre, parlant bien, d'un beau son de voix, d'un visage ouvert, agréable en toutes ses manières. » Je donne les mains en principe à cette idée, c'est un moyen de faire aimer l'étude, de la rendre attrayante en même temps que d'attacher l'élève au maître.

De même l'institutrice joue un grand rôle dans l'éducation des filles. S'agit-il simplement de leur santé, il importe qu'elle ait une idée des sacrifices qu'il faut faire au développement du corps. Il faudrait qu'elle fût un mélange de fermeté et de douceur, de sensibilité et d'intelligence. Il faudrait que, appelée à aider la mère et souvent à la remplacer tout à fait, elle pût cultiver à la fois et d'une façon harmonique l'esprit, le corps et le cœur des enfants qui sont confiés à ses soins. Il faut beaucoup de qualités pour une institutrice comme pour un maître, mais il n'y a que la mère parfaite qui pourra prétendre à trouver pour ses enfants des maîtres parfaits.

Un maître pour un enfant, un gouverneur comme on l'appelait autrefois, est bien aussi difficile à trouver qu'une gouvernante. « Le respectable état de précepteur, disait J.-J. Rousseau, exige tant de talents qu'on ne saurait payer, tant de vertus qui ne sont point à prix, qu'il est inutile d'en chercher un avec de l'argent (1). »

Une fois choisi, un éducateur d'esprit, quel qu'il soit, et je dis cela principalement pour les directeurs d'établissements scolaires petits ou grands, doit avoir en vue le développement collatéral et harmonique de tout l'être, physique, intellectuel et moral; il doit être équitable dans cette triple culture et ne pas plus sacrifier l'esprit au corps que le corps à l'esprit. La perfection du type humain est au prix du développement parallèle de tout l'être. Supposez un géant qui n'aurait pas l'intelligence ou le sens moral nécessaires pour faire un bon

(1) J.-J. Rousseau, *La nouvelle Héloïse.*

usage de ses forces, ce serait un monstre, et supposez au contraire un homme qui n'aurait pas de forces physiques suffisantes pour obéir aux mouvements de son être moral, il serait extrêmement malheureux.

Il faut partout de la culture; comme l'a dit le poète :

Il n'est point ici-bas de moisson sans culture;

mais il faut une culture qui s'étende également à tout l'être, de façon que l'impulsion qui lui sera communiquée soit générale, que toutes les forces, que toutes les facultés marchent de pair et soient cependant exercées à part, afin qu'on puisse s'assurer de ce qu'elles sont. Ces mêmes facultés ou ces forces ne doivent pas, d'ailleurs, être stimulées au delà du point où elles peuvent se développer. Ceci est très important et implique la connaissance du caractère, des aptitudes et de la santé de l'élève.

Il faut que les premiers maîtres d'un enfant sachént par la méthode qu'ils mettront dans leur enseignement, intéresser, j'oserais dire amuser l'enfant. Comparez deux jeunes élèves dont l'un est habituellement « entraîné » par une méthode d'éducation qui lui fait aimer l'étude, et dont l'autre est rendu malheureux par le dégoût et l'ennui d'un travail machinal, et vous verrez quel sera celui qui se développera le plus et le mieux. Je suis assuré que le maître lui-même est aimé de ses élèves dans la mesure qu'il leur fait aimer l'étude en donnant de l'intérêt et de l'attrait à son enseignement.

C'est pour cela que je veux faire du maître un ami, comme je l'ai dit plus haut, de telle sorte que l'enfant soit aussi heureux à la classe qu'à la promenade. Si l'étude lui est rendue agréable, il l'aimera encore quand il aura quitté les bancs de l'école, et il en inspirera le goût à ses enfants.

En résumé, le précepteur ou l'institutrice qui connaîtront bien leur élève, ses forces, son état moral, son esprit, seront simples avec lui, aimable, doux et fermes à la fois; ils seront en un mot des amis, mais non des camarades, et en s'abaissant au niveau de l'enfant ils finiront par l'élever au leur, je veux dire qu'ils lui apprendront ce qu'ils savent; tout cela dépendra de la méthode qu'ils emploieront pour leur enseignement, car comme on l'a dit : « les méthodes sont les maîtres des maîtres (1). »

Des châtiments corporels. — S'il y a dans l'éducation des enfants quelque chose qui intéresse l'hygiène, c'est bien la manière barbare dont, jusqu'à ces dernières années, on voyait les instituteurs frapper les écoliers. Je me souviens d'en avoir vu qui collectionnaient à côté de leur bureau des baguettes de bois de différentes longueurs pour atteindre les enfants les plus éloignés d'eux comme les plus rapprochés. Je ne parle pas des

(1) Talleyrand.

châtiments plus redoutés, tels que le fouet, qui est sorti de l'école en même temps que de la famille. Le « flogging » est encore en usage dans quelques écoles primaires en Angleterre, mais il tend à être remplacé là comme ailleurs par le pensum. Les ênfants ne s'en plaindront pas et l'hygiéniste non plus. Que les familles et les maîtres qui nous considèrent comme les « ministres et les interprètes de la nature » tiennent compte de nos observations quand nous leur disons que le système nerveux de leurs enfants est plus délicat que celui de l'âne ou du cheval. J'ai connu des enfants qui avaient contracté la danse de Saint-Guy, et d'autres états nerveux plus ou moins durables pour avoir été frappés; j'en ai vu qui ont eu l'oreille arrachée, et souvent des maîtres barbares faisaient ainsi supporter à de pauvres enfants sans défense la mauvaise humeur qui était produite par une passion inavouée...

Ainsi que l'a exprimé Locke, « il est aussi difficile de fixer des idées nettes dans une âme agitée par la frayeur que de bien écrire sur un papier qui tremble. »

Il faut éviter aux enfants non seulement les coups, mais même le sentiment de la peur. N'allez donc pas leur remplir la tête de contes qui occupent leur esprit de loups et de brigands.

« C'est par la douceur qu'il faut former l'esprit des enfants, » dit Bossuet, et Montaigne dans ses Essais : « Je n'ai vu aultre effect aux verges, sinon de rendre les âmes plus lasches ou plus malicieusement opiniastres, » et encore : « Quand je pourrais me faire craindre, j'aimerais encore mieux me faire aimer. » Je me range à cette pensée du livre des *Proverbes* : « La répréhension fait plus d'impression sur l'homme intelligent que cent coups sur le sot. »

CHAPITRE III

DES ÉTRANGERS ET DES SERVITEURS.

« La sollicitude maternelle ne se supplée point. »
J.-J. ROUSSEAU.

« Les bons maîtres font les bons valets. »
(*Proverbe.*)

J'écarte les étrangers de l'éducation des enfants quand la famille est dans son intégrité, et par étrangers j'entends tous ceux qui ne sont pas les parents. Il y a des parents de tous les degrés qui ne sont pas fâchés de s'ingérer dans les familles et d'y apporter leurs préjugés et leur routine, ou même parfois de bons préceptes d'éducation, mais qu'ils donnent mal à propos. Chacun a sa petite manière de faire qu'il n'aime pas de voir contrarier, encore moins aime-t-on à s'entendre critiquer devant les enfants déjà portés à se soulever contre l'autorité. Il n'y a pas de position plus embarrassante que celle d'un père ou d'une mère qui, pour plaire à chacun, s'efforcent de se conformer aux avis de tous, et on se demande avec une certaine inquiétude quel sera le sort des enfants au milieu de ce dédale d'opinions contraires.

Les serviteurs ont trop de place dans l'éducation de nos enfants. — Je trouve bien inconcevable que « l'avenir des enfants, étant toujours l'ouvrage de leur mère » leur éducation soit si légèrement confiée à des étrangers. Quoi de plus anormal que d'abandonner ces petits êtres qui ont droit à la sollicitude la plus assidue, à des nourrices ou à des bonnes ! Qui d'entre nous voudrait confier son cheval ou son chien au premier venu ? qui donnerait sa montre à réparer à quelqu'un qui ne serait pas horloger? Cependant par une singulière inconséquence, nous livrons nos enfants, ce que nous avons de plus cher au monde, à des gens venus nous ne savons d'où, qui nous quitteront demain ou que nous renverrons ce soir. Un bureau de placement a envoyé dans une famille que je connais très bien une fille munie d'excellents certificats, et qui d'ailleurs plaisait sous tous les rapports : comme elle se disait Alsacienne et qu'elle avait un fort accent allemand, on est allé aux informations, et on a appris que cette charmante bonne *sortait de prison.*

C'est pourquoi une véritable mère qui est à la hauteur de sa tâche, et qui n'a pas voulu confier son enfant à une nourrice, ne le livrera pas plus à des domestiques à moins que ce ne soit sous sa surveillance immédiate. Comme le dit Sterne (1), en

(1) Sterne, *Voyage sentimental. Le dimanche.*

effet, les domestiques, sacrifient leur liberté dans le contrat qu'ils font avec nous, mais ils ne sacrifient pas leur nature. » Que les mères donc ne s'en rapportent qu'à leurs yeux pour tout ce qui concerne leurs enfants, qu'il s'agisse de la nourriture, du coucher, de la promenade, des médecines, etc.

Songez aux milliers d'enfants qui succombent en nourrice loin de leurs parents, ou qui traînent une existence misérable parce qu'ils ont eu une mauvaise éducation des premières années, et voyez s'il vaut la peine de surveiller comment on les nourrit, comment on les fait vivre à l'air, comment on exerce leurs forces et comment on les préserve du mal. Si un enfant a une fluxion de poitrine, s'il devient susceptible au froid, s'il est lymphatique ou rachitique, au lieu d'accuser sa constitution, demandez-vous si avec une surveillance plus assidue vous n'auriez pas évité tous ces maux. Que de pauvres enfants qui gagnent la rougeole ou la scarlatine, la diphtérie ou la coqueluche sans parler des autres affections contagieuses ou parasitaires, parce que la bonne les a conduits à la promenade sans la mère et les a exposés à contracter ces maladies !

Les pratiques absurdes, les préjugés grossiers introduits dans les familles par les gens de service ont une influence plus grande qu'on ne le pense ordinairement sur la santé et la vie entière d'un enfant. Et croit-on qu'il en soit autrement dans l'éducation morale? Qu'on se souvienne du scandale de Bordeaux, qui est encore présent à notre esprit, qu'on lise les faits divers des journaux quotidiens, on verra si les enfants doivent souffrir des sévices de leurs serviteurs qui sont plus souvent leurs maîtres en réalité ou leurs tyrans!

D'ailleurs toute question de mœurs à part, l'éducation des enfants n'est pas déjà si simple pour qu'on puisse en confier la tâche à la première personne venue, qui, sans initiation préalable, se trouve avoir charge de corps et d'âme. Aussi le choix des gens de service devrait-il être fait avec le plus grand soin. Si une mère a les qualités et les forces nécessaires pour remplir toute seule les devoirs complexes que comporte son rôle, qu'elle le fasse; si elle ne peut le faire et qu'elle soit obligée de déléguer à d'autres un ministère quelle est incapable de remplir, je l'engage à bien choisir ceux qui devront la suppléer.

L'hygiéniste voit avec tristesse les mères abdiquer leurs devoirs entre les mains des nourrices ou autres serviteurs mercenaires, et avec un profond regret il répète :

> O jours heureux du cœur et du bon sens,
> Où chaque mère élevant ses enfants
> Ne laissait point aller à l'aventure
> Ce devoir saint qu'impose la nature!

Il est vrai qu'il y a eu autrefois en Grèce, et longtemps avant, chez les patriarches, des nourrices qui prenaient l'enfant à sa naissance et ne le quittaient plus. Après leur lait, leurs soins, leur sollicitude toute maternelle, c'étaient leurs conseils qu'elles lui donnaient; mais il n'en est plus guère ainsi aujourd'hui. La nourrice est difficile à trouver déjà, et la bonne nourrice digne de remplacer la mère est introuvable. L'enfant aux impressions si faciles est bien à tort confié à la bonne ou à la gouvernante en quittant sa nourrice. La sécurité veut qu'on choisisse l'une comme l'autre : le caractère et les mœurs des gens de service doivent autant que leur santé, entrer en ligne de compte.

Si les maîtres sont bons, ils auront de bons serviteurs à la condition qu'après les avoir bien choisis, ils sachent les former et les conserver.

Sévices des bonnes d'enfants. — La bonne, ainsi nommée le plus souvent par une pure antiphrase, peut communiquer à l'enfant ses mœurs et ses manières équivoques, l'exposer à des accidents ou à des maladies, sans parler de celles qu'elle peut lui donner directement en partageant la même chambre.

Fonssagrives a cité le fait d'une domestique qui, plus inclinée vers le militarisme que vers la pédagogie, achetait la discrétion d'un enfant en lui barbouillant les lèvres d'eau-de-vie. Ne croyez pas que ce soit un fait isolé, et dès lors pardonnez-moi d'écarter le plus possible les domestiques de l'éducation des enfants. Une bonne, ennuyée de la turbulence de l'enfant qui lui était confié, l'enferme dans un cabinet noir en lui annonçant que s'il ne se tait pas, il aura la visite de monstres qui le prendront. A l'heure où les parents doivent rentrer, la bonne va ouvrir la porte du cachot pour délivrer son prisonnier devenu sage, car elle ne l'entend plus. Elle entre et heurte un cadavre : les monstres l'avaient pris en effet !

William Cobbett, écrivain, américain a connu un enfant très intelligent qui devint idiot pour la vie, parce que, à l'âge de treize ans, sa gouvernante l'avait aussi enfermé dans l'obscurité pour le faire taire; il y fut pris de convulsions et perdit l'esprit. Qu'on pense aux accidents que favorise un manque de surveillance, à la fréquentation de gens en général peu éduqués, à l'initiation aux manières ou au langage des personnes de service, et à ce martyrologe qu'on pourrait développer à l'infini... on verra sans y réfléchir longtemps, que les enfants des deux sexes seront toujours mieux avec leurs parents qu'avec des domestiques.

Gulliver visita un pays imaginaire où les bonnes qui entretenaient les petites filles d'histoires terribles ou absurdes, ou des vulgaires sottises des domestiques étaient « fouettées publiquement par la ville, emprisonnées pendant un an, et bannies pour la vie dans la partie la plus désolée du pays. » Que ne pouvons-nous employer le même règlement chez nous !

Du choix des serviteurs. — S'il faut des domestiques, qu'on les choisisse bien, et à ce propos ne soyons pas plus exigeants qu'il ne faut, car, comme l'a dit Beaumarchais (le mot est mordant), « à voir toutes les qualités qu'on exige des domestiques, combien peu de maîtres seraient dignes d'être valets ! »

J'ai déjà fait connaître ailleurs les qualités que doit remplir la nourrice. Je dois dire quelques mots de ce que devrait être la *bonne d'enfants*, la personne qui, quel que soit le nom qu'on lui donnera, devra remplacer la mère ou l'aider dans l'éducation physique de l'enfant et aussi dans les soins dont elle devra l'entourer en cas de maladie.

Qu'elle ait un âge moyen plutôt que d'être trop jeune ou trop vieille : étourdie si elle était trop jeune, elle serait peu alerte si elle était âgée. Qu'elle soit propre surtout, qu'elle aime l'ordre, qu'elle n'ait pas de défauts corporels ou un son de voix qui la ferait mépriser des enfants dont elle aura la charge ; qu'elle soit un peu instruite, mais surtout assez intelligente pour échapper à la routine. Il faut chercher l'essentiel et faire bon marché de l'idéal.

Toutefois si une mère a trouvé l'idéal digne de la suppléer, je la préfère encore à cet idéal qu'elle devra en tout cas surveiller ; pourquoi, quand ses forces le lui permettent, ne pas prendre son rôle à cœur et le remplir ? La maternité ennoblit tout, et si elle prend la tâche de remplir ses devoirs, on peut être assuré de leur bonne exécution.

DEUXIÈME PARTIE

HYGIÈNE PROPREMENT DITE OU ÉDUCATION PHYSIQUE.

CHAPITRE PREMIER

DES SOINS DE PROPRETÉ CORPORELLE.

« La propreté est la vie d'un enfant ; plus on le tiendra proprement, plus il deviendra sain et florissant. »

(HUFELAND.)

De la propreté. — A propos du nouveau-né, j'ai insisté auprès des mères sur la nécessité de laver fréquemment les enfants ; pour eux la propreté est la moitié de la santé. Maintenir la peau propre, c'est assurer l'intégrité des fonctions qui s'y accomplissent jour et nuit. Pourvue d'une infinité de petits trous qui en font un véritable crible, elle laisse échapper continuellement, en dehors même de l'état de transpiration, une quantité d'eau qui n'atteint pas moins d'un litre par jour, et des produits solides, liquides ou gazeux qui nous deviendraient nuisibles si nous n'en étions pas constamment débarrassés. La peau joue ainsi le rôle actif et précieux d'une véritable soupape de sûreté dont il importe que nous assurions le bon fonctionnement. Supposez un individu qui ne se laverait jamais, il y en a [1], et vous allez voir l'inconvénient pour lui d'avoir le corps recouvert d'une couche sale formée par les poussières extérieures qui s'ajoutent aux divers produits rejetés par la peau: parmi ces produits, il y a une matière grasse destinée à entretenir les poils qui, restant en excès sur la peau, et fixant sur toutes les parties du corps ces impuretés, forme vite une sorte de vernis à la fois nuisible et repoussant. Le danger que court la santé est incontestable. Des expérimentateurs ont vu mourir rapidement des animaux qu'ils avaient enduits d'un vernis analogue à celui que l'incurie laisse se produire sur le corps humain. Ce n'est donc pas seulement la peau qui bénéficie des soins hygiéniques; la santé générale y gagne aussi. Un enfant qui n'est pas habituellement lavé est plus porté à contracter des maladies contagieuses ou épidémiques, car si la peau *sécrète*, elle *absorbe* aussi : en faisant des frictions sur le corps avec des substances médicamenteuses, on

(1) Le Dr Yvaren raconte qu'à Avignon une dame d'une soixantaine d'années répondait au conseil qu'il lui donnait de prendre un bain, par ce cri d'indignation : *Un ban, moussu! jamai l'aigo d'un ban a touca moun corps. Un ban! cavalisco!* Un bain, Monsieur! jamais l'eau d'un bain n'a touché mon corps. Un bain! pouah! (Yvaren. *Entretiens d'un vieux médecin.* Paris, J.-B. Baillière.)

arrive à produire les mêmes effets que si ces substances étaient portées dans l'estomac; la peau peut donc absorber les poisons qui sont en contact avec elle..., il importe par conséquent de la débarrasser de toutes les impuretés qui pourraieut la recouvrir, comme c'est le cas pour les jeunes ouvriers de certaines fabriques. Un enfant qui n'est pas habitué à l'eau, et à l'eau froide surtout, est aussi plus exposé aux affections qui résultent de ce que le corps est trop sensible aux changements de température. Cette susceptibilité au froid et au chaud, on la crée vite de toutes pièces, quand par peur de l'eau on se prive d'en faire un usage bienfaisant.

Quand je dis qu'il y a des gens qui ne se lavent jamais, je ne veux pas dire qu'ils ne se passent pas de l'eau de temps en temps sur le visage ou sur les mains, qu'ils ne prennent pas quelquefois un bain de pieds, mais ce n'est point assez, car des personnes qui ne se baigneraient jamais depuis le berceau jusqu'au tombeau, répandraient autour d'elles une odeur fétide et s'empoisonneraient elles-mêmes, sans compter qu'elles colporteraient les affections contagieuses. Je passe sur le profond dégoût qu'elles inspireraient à leur entourage. Enfin le manque de soin de la peau amenant son desséchement, produit de véritables maladies chroniques.

Je n'insiste pas. Je donne les mains au règlement scolaire qui prescrit aux instituteurs de veiller à ce que les écoliers se présentent en classe dans un état convenable de propreté. Si donc les enfants sont sales (et c'est un fait constaté qu'ils le sont), à qui la faute? N'est-ce pas aux parents qui ne leur donnent pas l'exemple et le goût de la propreté? Que les mères s'arrêtent sur ces lignes et que, regardant autour d'elles, elles se demandent si les animaux qui n'ont que l'instinct ne leur donnent pas quelquefois une leçon d'hygiène. Comme le dit le Dr Monin, le sympathique auteur de plusieurs ouvrages d'hygiène (1), « si l'on voit les animaux eux-mêmes passer la moitié de leur vie à nettoyer, par tous les moyens, leur peau de ses souillures; si pour la santé de nos chevaux, nous usons quantité d'eau et quantité d'étrilles; si la civilisation, exagérant la propreté individuelle, l'a transformée en coquetterie: c'est que l'homme a, de tout temps, reconnu que la propreté est vraiment la pierre angulaire de la santé, et que la malpropreté est une des grandes pourvoyeuses de la mort. » Que les mères qui voient les chats ou les oiseaux apprendre à leurs petits à nettoyer leur fourrure ou à lisser leurs plumes des heures entières, enseignent à leurs enfants à se tenir propres, c'est facile et c'est si important! Et que faut-il pour cela? un peu d'eau et de la bonne volonté. Comme quelqu'un l'a dit, « un enfant bien lavé et bien peigné est la gloire de sa mère. » En parcourant ce que dit

(1) Monin, *Hygiène de la beauté*. Paris, 1887.

Maxime Du Camp de la fondation Hochon-Lefuel [1], j'ai été frappé de voir combien dans « l'œuvre des jeunes poitrinaires, » on s'est attaché à cette partie de l'hygiène qui nous occupe. « A côté du dortoir, dit l'auteur, une large pièce sert de lavabo; c'est le mieux outillé que j'aie vu dans les maisons charitables que j'ai visitées. L'eau, le savon, la brosse et les éponges ne sont point épargnés; je m'en suis aperçu en pénétrant dans la salle où les enfants étaient rassemblées. Elles sont proprettes, bien peignées, bien chaussées, et portent des vêtements où je n'ai remarqué ni trous ni pièces, ce qui est rare chez des bambines auxquelles on laisse toute la liberté compatible avec leur âge. »

La propreté a été appelée par Bacon « la chasteté du corps; » si elle importe à la santé et à la dignité de l'individu, si elle est en un mot une vertu privée, elle est aussi une vertu sociale. Je n'ai pas besoin d'insister, car tout homme doit le respect à son entourage, et celui qui sait que notre corps est le centre d'émanations dont la propreté seule limite l'étendue, en prenant soin de sa propre santé, prend indirectement soin de celle de ses semblables.

Les anciens, les Orientaux surtout, avaient des coutumes de propreté qui étonnent notre civilisation.

Chez les Grecs le bain était un devoir sacré de l'hospitalité; chez les Romains, c'était le premier

(1) Maxime Ducamp, *La charité privée à Paris.*

des besoins après la nourriture et le vêtement, besoin qu'ils avaient vite transformé en raffinement compliqué et luxueux. Les nombreux monuments qu'ils ont affectés aux pratiques balnéaires, ces thermes dont les débris provoquent notre admiration, n'étaient pas moins merveilleux dans leur organisation intérieure, et ils prouvent combien sur ce point nous avons reculé. Il est vrai que dans notre siècle de progrès, la lutte pour l'existence ne nous laisse aucun loisir, pas même celui de nous tenir propres. C'est un grand mal.

Des ablutions, leur utilité pratique. — Les lotions générales d'eau tiède ou froide suivant la saison, l'âge de l'enfant, sa force ou l'habitude qu'on lui en a fait contracter, constituent le moyen le meilleur et le plus pratique d'enlever les souillures quotidiennes de la peau, de raffermir son tissu tout en activant ses fonctions, de donner à la fois de la vigueur, de la souplesse et une véritable rénovation à tout le corps, enfin de conserver la dignité de l'individu. Le défaut de propreté nuit certainement à la pureté de l'âme, comme il porte une grave atteinte à la pureté du corps et à sa santé.

Je ne reviens plus sur ce que j'ai dit ailleurs pour le nouveau-né, qui a besoin d'être tenu excessivement propre, mais j'insiste sur la nécessité d'habituer de bonne heure les enfants à la pratique des ablutions. « Ce qui entre avec le berceau ne s'en va qu'avec le suaire. »

Ces habitudes de propreté qu'il faut imposer aux enfants, sont indispensables aux deux sexes. Il ne faut pas plus sur ce point écouter les pleurs des fillettes, que les cris des petits garçons, ni les uns ni les autres ne doivent avoir peur de l'eau, il serait même nécessaire que les jeunes filles saisissent de bonne heure l'importance des ablutions, puisque dans leur rôle futur de mères, elles auront à appliquer sur leurs enfants les salutaires pratiques dont elles auront recueilli elles-mêmes les premiers fruits. Ce n'est pas, je le dis pour elles, une simple question de propreté et d'élégance, mais de bien-être et de santé.

De l'eau employée pour les ablutions. — En Angleterre, on emploie l'eau de pluie, qui n'altère pas la texture de la peau; nous employons l'eau ordinaire et le Dr Monin, dans l'ouvrage que je citais plus haut, recommande l'eau bouillie refroidie.

S'il s'agit de nouveau-nés et de tout petits enfants, il faut se servir d'eau tiède dont on abaisse progressivement la température, jusqu'à l'âge de cinq ou six ans. Il est vrai que les Spartiates plongeaient leurs petits enfants dans les eaux froides de l'Eurotas, mais ils tuaient ainsi ceux qui n'étaient pas très vigoureux.

Pour les mains et le visage, on ne doit jamais employer que l'eau froide en toute saison, car l'eau chaude rend sensible aux changements de température et expose aux engelures.

Après cinq ou six ans et en été surtout, on emploie l'eau à la température de la chambre, qui en aucune saison n'a d'inconvénients pour un enfant bien portant. C'est alors que même très froides les ablutions n'ont rien de rigoureux, à la condition de mouiller toute la surface du corps en commençant par la tête. L'eau froide tonifie la peau et endurcit au froid ; véritable fontaine de Jouvence, elle peut seule conserver à nos écoliers trop sédentaires et surmenés, leur vigueur et leur grâce. Il faut donc de l'eau, encore de l'eau pour tous, de l'eau chaude aux petits enfants, de l'eau froide aux grands.

Comment pratiquera-t-on ces ablutions? — Quand on veut inaugurer la pratique des ablutions chez un enfant, il faut commencer en été et employer d'abord de l'eau tiède, puis arriver progressivement à l'eau qui est à la température de la chambre.

Pour un enfant qui ne peut pas encore faire lui-même ses ablutions, la mère ou la bonne se chargent de ce soin. Un bassin (cuvette, baquet, baignoire, etc.), et une éponge sont tout ce qu'il faut. Après avoir savonné chaque partie du corps en commençant par la tête, on y passe rapidement l'éponge mouillée. Cette petite opération est faite très vite, et l'enfant étant essuyé avec soin, elle n'a aucun inconvénient.

Quand il s'agit d'un grand garçon ou d'une jeune fille de dix à douze ans, voici comment ils doivent procéder. D'abord il faut qu'ils aient un grand bassin plat, qui est connu en Angleterre sous le nom de « tub » et qu'on trouve partout chez nous maintenant. On se place dans le bassin rempli d'eau aux trois quarts et on savonne toutes les parties du corps : la tête, le cou, les bras et la poitrine, puis les reins, le ventre et les jambes. Quand le corps est bien savonné, il suffit de passer partout l'éponge mouillée. Pour atteindre le dos et les reins, il est utile d'employer non plus seulement l'éponge, mais une serviette ou une pièce de laine tenue des deux mains par les extrémités, à la façon d'un cache-nez que l'on promène ainsi alternativement de droite à gauche et de gauche à droite. Il est bon de faire couler de l'eau avec l'éponge ou autrement sur tout le corps. Les Anglais plongent même la tête et le haut du corps dans l'eau le temps qu'il faut pour compter jusqu'à trente.

Le séchage doit être fait avec soin : il faut pour cela un peignoir de coton ou de laine et même pour les premières fois ou en hiver, il peut être utile de se recoucher un instant, ou de se rouler dans une couverture de laine.

Il faut à peine quelques instants pour tout cela et une minute ou deux à peine pour l'ablution proprement dite. En été, les amateurs font durer le plaisir et renouvellent le soir l'ablution qui se fait d'ordinaire le matin au lever. Si j'insiste sur ces lotions, c'est parce que je voudrais voir tous nos enfants les pratiquer — toutefois avec les précautions convenables.

Des bains. — « En général, » dit Montaigne, « j'estime le baigner salubre, et crois que nous encourons nos légères incommoditez en nostre santé pour avoir perdu cette coutume. » Nous sommes loin du temps où l'interdiction des bains était considérée comme une punition. Il est vrai que c'était un empereur romain qui l'employait envers un chef de cavalerie qui s'était laissé désarmer, et nous savons combien les Romains aimaient leur bain. Si l'empereur Commode en abusait en y retournant sept fois par jour, combien de gens qui croiraient en user trop s'ils y allaient sept fois par an! Certainement ces gens-là n'ont jamais été habitués à l'usage des bains dans leur enfance.

Des bains de baignoire. — Chaque maison ne devrait-elle pas avoir sa baignoire? Au lieu de cela, on trouve à peine quelques établissements clairsemés dans nos villes et point du tout dans nos campagnes. Un bain de baignoire par semaine ou au moins deux fois par mois ne serait pas de trop pour les enfants et les jeunes gens. Ce bain d'une demi-heure de durée donné à environ 30-33 degrés, le matin ou le soir avec la possibilité de se mettre au lit un instant est excellent non seulement pour la propreté, mais pour la santé. Il faut pour cela qu'il soit donné à la maison. Je rappelle qu'un bain trop chaud expose au mal de tête et trop froid au refroidissement.

Des bains de rivière. — Les enfants surtout ceux qui sont à la portée d'un cours d'eau n'usent pas assez de ces bains qui ne coûtent rien et qui, suivant les pays, en été, pendant trois ou quatre mois de l'année, leur offrent tout à la fois un exercice hygiénique et un moyen économique de se tenir propres. Je me souviens que je prenais pendant mes vacances un bain chaque jour en plein soleil d'une durée variant d'une à deux heures sans aucune précaution, et je n'en ai retiré que du profit. Assurément je ne conseillerais pas ces bains froids surtout aussi longs à des sujets qui seraient d'une constitution délicate ou qui auraient un organe malade, mais je suis assuré qu'ils feront grand bien à ceux qui ont une santé intacte.

La condition pour qu'ils soient bienfaisants, c'est que l'eau soit renouvelée, comme c'est le cas pour les rivières à fond plat et sablonneux. Les eaux stagnantes sont dangereuses, c'est pourquoi il faut éviter de baigner les enfants dans les réservoirs, des bassins où l'eau n'a pas de cours ou même dans des rivières desséchées : on s'exposerait à des maladies et entre autres à la fièvre intermittente.

D'autre part, il faut également éviter l'eau de source ou de torrent, qui est en général trop froide.

On devra de préférence choisir un endroit abrité et éviter l'ardeur du soleil qui exposerait aux « coups de soleil. » Le mieux est de se plonger dans l'eau la tête la première et de se donner du mouvement : on évitera ainsi à la fois l'insolation et le frisson. Quant au moment de se baigner, le meilleur est celui où la digestion est terminée, trois heures environ après les repas ou tout de suite avant. Le corps ne doit pas être en sueur.

Après le bain froid, on doit s'essuyer ou, encore ce qui est excellent quand les conditions le permettent, si on est abrité contre le soleil et contre le vent, faire un peu d'exercice pendant que le corps sèche tout seul. C'est un « bain d'air » qui ne manque pas de tonifier la peau et devient un complément excellent du bain froid.

Bains de mer. — Les bains de mer réunissent tous les avantages des bains froids et sont incomparablement préférables à ceux que l'on prend à la rivière ou dans un bassin de natation. Il faut, en effet, ajouter à l'effet de l'eau celui du sel, qui tonifie, celui des vagues qui stimule et excite, et enfin celui de l'air de la mer qui est déjà à lui seul un tonique excellent dont le médecin tire volontiers parti comme d'un moyen puissant pour rétablir les forces. Les bains de mer ne conviennent cependant pas à tous les enfants, et on fera bien de s'en référer au médecin pour décider dans chaque cas particulier de leur opportunité. Je dis seulement qu'ils doivent être en général plus courts qu'on n'a la tendance de les prendre : quelques minutes de durée suffisent, surtout pour les premiers. J'excepte les enfants déjà grands et forts qui se baignent comme d'autres marchent, par habitude, et pour lesquels c'est un jeu que de nager une demi-heure et plus. J'insiste seulement sur ceci, que le bain de mer considéré comme une médication ne doit être donné aux enfants que suivant l'avis du médecin qui en prescrira la durée et le nombre.

Où prend-on les bains de mer? — La Méditerranée convient mieux aux enfants faibles, anémiques, débilités, que l'Océan où, surtout vers le Nord, la saison est variable et souvent froide. Là les enfants pour lesquels les bains de mer sont indiqués, mais qui sont forts, de constitution robuste, qui ont en eux assez de chaleur pour pouvoir se passer du chaud soleil du midi, acquéreront de nouvelles forces.

La Méditerranée n'ayant pas de marée, on peut se baigner dans ses eaux à toute heure, tandis que sur la côte de Normandie ou de Bretagne où se portent nos petits Parisiens, il faut attendre la marée ou aller chercher la mer au loin sur la plage.

Le soleil, lorsqu'on s'y expose avec la précaution de protéger la tête et le cou, agit comme un puissant agent qui active les fonctions de la peau, et qui modifie aussi en bien, pour sa part les constitutions molles et lymphatiques : c'est pourquoi les bains de mer de la Méditerranée sont, dans certains cas, préférables à ceux de l'Océan.

Des frictions. — J'ai dit à propos des petits enfants [1] : « Les frictions à la main ou à l'éponge, pendant les lotions et les bains, agissent utilement sur la peau, pour favoriser son fonctionnement et

[1] *Hygiène de la première enfance*, J.-B. Baillière.

assouplir les membres, comme le ferait un massage. De même les frictions destinées à essuyer l'enfant après le bain, favorisent la réaction, en excitant la circulation du sang et en ouvrant les pores de la peau. On emploie pour cela une serviette-éponge ou un peignoir de flanelle. » Ces frictions pour les grands enfants seront faites avec un gant de flanelle ou de crin.

Soins particuliers à la tête et aux cheveux. — J'ai déjà dit, à propos des ablutions, qu'on devait laver la tête des enfants et la tenir propre comme le reste du corps. L'eau et le savon appliqués directement avec les mains, ou à l'aide d'une éponge, sont ce qu'il y a de meilleur pour tenir la tête propre, et ce sera d'autant plus facile que les cheveux seront plus courts. Les cheveux sont des plantes qui réclament une culture intelligente et assidue. Les boucles sont des fruits venus hors de saison : qu'on les coupe au lieu de mettre de la coquetterie à les conserver. J'ai vu non pas seulement des petites filles, mais des garçons de cinq ou six ans, dont les cheveux descendaient au milieu du dos; je n'ai jamais manqué de protester quand je l'ai pu, et il m'est arrivé de voir de ces enfants arrêtés dans leur développement ou qui se plaignaient de maux de tête, reprendre leur élan et être guéris dès que leurs cheveux, qui les fatiguaient sans doute, étaient coupés convenablement. Tout le monde sait que le fait de couper les cheveux, s'il a l'inconvénient de les rendre plus gros, a toutefois l'avantage de les faire pousser plus épais et ainsi de préparer pour l'avenir une chevelure plus touffue et aussi peut-être plus durable.

Les papillottes ne valent rien pour les enfants, elles ont l'inconvénient de casser les cheveux ; le fer chaud les brûle et les rend friables. D'ailleurs n'est-ce pas déjà un inconvénient d'exciter les enfants à la coquetterie et à la vanité, et de se rendre complices de défauts que l'on aura de la peine à réprimer plus tard?

Il y a des mères qui par préjugé (celui-ci est bien inoffensif) coupent les pointes des cheveux à des époques lunaires déterminées, comme si la lune avait quelque chose à faire là. Je laisse faire pour ma part, et je me contente de critiquer les autres choses moins inoffensives, telles que l'emploi de pommades et de cosmétiques qui ne font que salir la tête sans nécessité. Je ne me lasse pas de leur dire que les cheveux ont pour les entretenir une huile naturelle qui vaut mieux que les produits de parfumeurs et qui ne coûte rien. Souvent même cette huile est trop abondante et les cheveux sont trop gras ; on est obligé de les nettoyer avec un jaune d'œuf et de l'eau. Si dans quelques cas rares cette huile manque, si les cheveux sont secs, qu'on y supplée par un peu d'huile de cacao ou un mélange à parties égales d'huile d'amandes douces et de moelle de bœuf.

Dans les cas où les cheveux tombent à la suite de quelque maladie que ce soit, l'huile de ricin, parfumée avec un peu d'essence de menthe et qu'on applique soir et matin arrêtera souvent leur chute [1].

Les frictions avec la brosse sont ce qui convient le mieux aux cheveux d'un enfant dont la tête est habituellement propre; elles excitent le cuir chevelu et le débarrassent des pellicules qui se montrent particulièrement chez ceux dont la peau fonctionne mal par défaut de soins et de bains ou qui ont l'estomac ou la santé générale en mauvais état.

Enfin il faut bien que je le rappelle, c'est la malpropreté de la tête qui engendre les poux, auxquels on peut appliquer les deux vers du bon La Fontaine :

> ... De tous nos ennemis
> Les plus à craindre sont souvent les plus petits.

Il ne faut donc pas, comme quelques personnes le croient encore par préjugé, respecter ces affreux parasites. Avec des soins hygiéniques convenables on évitera cette incommodité aussi dégoûtante que désagréable ; mais si les précautions ne suffisent pas, on n'aura qu'à recouvrir la tête deux ou trois fois de poudre de staphysaigre pour avoir raison de ces insectes.

Du mode de coiffure. — Les garçons doivent

[1] Le Dr Monin (*Hygiène de la beauté*) recommande comme agent précieux pour accentuer la pousse des cheveux des lotions avec une macération de feuilles de jaborandi concassées (faite à froid durant quinze jours), dans un poids quatre fois supérieur d'extrait fluide de quinquina et de teinture d'arnica mélangée.

en général avoir les cheveux ras ou au moins courts. Jusqu'à six ou sept ans, les petites filles doivent aussi avoir les cheveux coupés. Après cet âge les tresses suisses sont ce qui convient le mieux : les cheveux se trouvent bien d'être libres, peu serrés, et de pouvoir ainsi prendre l'air qui leur est utile comme aux plantes, avec lesquelles d'ailleurs ils peuvent soutenir la comparaison.

C'est surtout en faisant le chignon qu'on ne doit pas serrer les cheveux, si on ne veut pas les arracher. J'ajoute qu'il faut changer souvent la place de la raie, afin d'en éviter l'élargissement.

Soins de la bouche et des dents. — Les lotions de la bouche et des dents sont très importantes : elles sont un moyen de prévenir l'odeur de l'haleine, elles enlèvent les débris alimentaires qui séjournent entre les dents et préservent celles-ci de se carier ; enfin elles les maintiennent propres et blanches. Vers l'âge de sept à huit ans, on ajoute aux lotions simples l'usage de la brosse molle d'abord, puis plus dure et d'une poudre simple comme la *craie lavée*, la poudre de charbon ou un dentifrice recommandé par le dentiste. Ces soins sont tellement importants que ce n'est pas de trop de les renouveler deux ou trois fois par jour, au lever et après les repas.

Jusqu'à sept ou huit ans les lotions simples suffisent, la brosse n'a rien à faire pour blanchir les dents de lait. Quand les dents définitives sont apparues, une brosse douce d'abord, puis un peu dure est indispensable, si on veut bien nettoyer les dents et leurs interstices. On commence par se rincer la bouche, puis avec la brosse on frotte dans tous les sens, aussi bien sur la couronne des dents que sur les côtés, en avant en arrière, et on finit en se rinçant encore la bouche.

L'eau tiède est préférable à l'eau froide, on peut y ajouter un peu de sel, on passe la brosse sur du savon de Castille, sur de la craie ou blanc d'Espagne, du charbon végétal, etc. On peut aussi employer un mélange de carbonate de chaux et de magnésie parfumé avec quelques gouttes d'essence de menthe, ou, si on le préfère, une eau et une poudre dentifrice (1) choisie parmi les nombreux produits de ce genre.

Quand les dents se recouvrent de tartre, la brosse et l'eau vinaigrée suffisent à les en débarrasser ; en tout cas il ne faut pas toucher les dents avec un instrument métallique qui, enlevant l'émail, ouvrirait la porte à la carie.

Soins particuliers aux pieds et aux mains ; comment on doit couper les ongles. — Je n'ai pas besoin de dire que les mains devront être lavées plusieurs fois par jour, c'est-à-dire chaque fois

(1) Le Dr Magitot donne la préparation suivante :

Charbon végétal...........	12	grammes.
Craie......................	12	—
Quinquina rouge pulvérisé...	12	—
Magnésie calcinée..........	8	—
Essence de menthe.........	5	gouttes.

qu'elles ne seront plus propres. C'est d'autant plus important que les enfants touchent à tout.

Les ablutions de tout le corps faites chaque matin seront une garantie de la propreté des pieds. Que dire quand on voit des collégiens qui n'ont un bain de pied que tous les quinze jours, tous les mois, ou même jamais?

Les ongles ne doivent pas être longs, car alors ils sont plus souvent sales que propres et aussi plus difficiles à nettoyer. Il est mauvais de les ronger comme le font certains enfants, imitant les écureuils ou autres charmants animaux de la famille des rongeurs. Les ongles ne nous ont pas été donnés pour les détruire; ils nous sont certainement utiles, ne serait-ce que pour protéger l'extrémité des doigts.

Ce sont surtout les ongles des pieds qu'il faut soigner; ceux-là, on ne les ronge pas, mais on les coupe mal. Il faut éviter de les tailler en rond, si on ne veut pas s'exposer à avoir l'*ongle incarné*, accident d'autant plus fréquent que la mode est aux chaussures pointues, et que les enfants entendent bien faire comme tout le monde.

Ces petits détails, qui ne sont rien en apparence, ont pourtant une grande portée pratique, et on n'arrive à les bien remplir que par l'habitude contractée de bonne heure et par l'exemple.

« L'habitude, a dit Boufflers, est une seconde nature, il y en a peut être une troisième, qui s'appelle l'imitation. »

CHAPITRE II

DE LA CHAMBRE DES ENFANTS.

« Nid d'âmes. »
(V. HUGO.)

En hygiène comme en médecine, ce sont les petites choses qui conduisent aux grands résultats; aussi qu'on ne s'étonne pas de me voir entrer dans des détails en apparence peu importants, mais qui ont cependant un grand intérêt au point de vue de la santé et du bien-être des enfants.

Les enfants ont besoin d'une bonne chambre. — J'ai dit, à propos du nouveau-né, que sa chambre devait être la meilleure de la maison, tandis que souvent c'est la plus mauvaise, c'est-à-dire celle qui par sa disposition, son exiguité, ne pourrait servir absolument à rien. Je faisais remarquer que le salon, qui sert moins que les autres pièces, est cependant toujours la plus belle de la maison, la mieux disposée, la plus propre, celle qui enfin serait la plus convenable pour la « nursery ». L'enfant grandissant a absolument besoin d'une bonne et grande chambre qui ne soit pas encombrée de meubles ou d'objets inutiles usurpant la place et empêchant la circulation de l'air. Il faut de l'air et de l'air pur aux enfants comme à tout le monde, mais plus encore peut-être à eux, car ils ont des besoins respiratoires plus pressants que les nôtres. Est-ce là ce qu'on obtient quand on couche un enfant dans une alcove, une soupente, ou le cabinet noir d'une arrière-boutique? Ces deux vers du *Lutrin* résument bien la chambre la plus contraire à l'hygiène :

> Dans le réduit obscur d'une alcôve enfoncée
> S'élève un lit de plume à grands frais amassée.

Nous verrons bientôt que le *lit de plume* ne vaut pas mieux que l'*alcôve*.

J'ai vu des commerçants prendre plus de soin de bien loger leurs marchandises que de bien coucher leurs enfants, tant il est vrai que la santé, « cette félicité du corps », est un bien dont on ne connaît la valeur que quand on l'a perdue. Les médecins, devant qui tombent tous les voiles, savent comment on peut respirer et vivre ou plutôt mourir dans ces chambrettes où on tient à peine debout et dont l'air n'est jamais renouvelé. C'est là surtout, dans les arrières-boutiques des rez-de-chaussée humides, que se développent les moisissures, et où les enfants gagnent pour toute leur vie une débilité que le conseil de révision dénonce en déclarant tant de jeunes gens de nos villes incapables de faire des soldats, mais qui plus souvent éclate de bonne heure sous les noms de rachitisme, d'anémie, de phtisie, etc. ; je ne dis rien des maladies aiguës : rhumatismes, angine, etc.

Si nous avions à bâtir nos maisons, nous pourrions donner à nos chambres à coucher en général, et à celles de nos enfants en particulier, des dispositions convenables, mais le plus souvent il faut que nous tirions parti d'un logement qui n'était pas fait précisément pour nous. La seule chose qui nous soit permise, c'est de choisir entre plusieurs : choisissons bien.

Conditions générales d'aération et de ventilation. — Qu'on donne aux enfants une grande chambre sèche, exposée au midi ou à l'ouest plutôt qu'au nord ou à l'est, bien aérée, haute de plafond, privilégiée enfin. Qu'elle puisse recevoir le jour directement du soleil par de grandes fenêtres qu'on ouvrira le matin après que les enfants auront quitté la pièce. Pendant le sommeil, il serait dangereux de les laisser ouvertes, mais on pourra, dans la saison chaude, ouvrir celles d'une autre pièce attenante à la première. A ce sujet, je dirai qu'il est bon qu'il y ait un cabinet de toilette donnant dans la chambre des enfants. Là, si la pièce est suffisamment grande, se feront les ablutions, là on suspendra les vêtements. S'il y a une fenêtre, on aura un moyen excellent d'assurer la ventilation de la chambre. Un air frais et pur, qu'on ne l'oublie pas, est aussi indispensable pendant la nuit que pendant le jour ; s'il manque, le sommeil sera troublé et peu réparateur ; il ne sera plus le « meilleur cordial que la nature a préparé pour l'homme. » Si une chambre est petite et mal aérée et qu'il y ait plusieurs enfants, ceux-ci auront encore plus à souffrir des conditions d'hygiène défectueuse.

La ventilation est une grande question quand il s'agit de la chambre à coucher d'un ou de plusieurs enfants. Je ne veux pas dire seulement que la pièce doit être ouverte le matin ou même toute la journée, mais il faut aussi que pendant la nuit l'air puisse se renouveler. Je connais des familles où les chambres sont passables, mais leurs fenêtres ne s'ouvrent jamais et les portes, semblables à celles des prisons, se referment aussitôt après avoir été entrebâillées un instant; quant au tablier de la cheminée qui pourrait servir au renouvellement de l'air, on le tient soigneusement clos. C'est pourtant par là que s'opère en toute saison la ventilation indispensable au renouvellement de l'air de la chambre. Désinfecter l'air ce n'est pas le renouveler, c'est cacher une mauvaise odeur par une autre moins mauvaise ou plus mauvaise, mais l'air impur n'est pas chassé et remplacé par de l'air nouveau.

Le nez, sentinelle avancée, rend à l'enfant comme à l'homme de salutaires services, entre autres celui de l'avertir qu'il faut renouveler l'air de sa chambre. Je ne doute pas de l'utilité des désinfectants, mais je les réserve pour le cabinet de toilette ou pour d'autres cabinets. C'est trop tenir à l'air impur que de ne pas vouloir le renouveler, mais si un enfant est ainsi soumis à l'encombrement de la chambre, en même temps qu'à celui qui résulte de la longue sédentarité scolaire, on n'aura que des résultats déplorables. Que les maîtres y pensent ainsi que les mères de famille.

En hiver la cheminée assure le chauffage et rend aussi des services en cas de maladie, et en été c'est par elle que s'échappe l'air devenu impur, que remplace celui du dehors. Celui-ci pénètre par les fentes des portes et fenêtres, trop souvent pourvues de bourrelets.

Du chauffage de la chambre des enfants. — La cheminée est l'appareil de chauffage le plus sain, qu'on y brûle d'ailleurs du charbon, du bois, ou tout ce qu'on voudra, mais elle ne chauffe que son voisinage le plus proche. Si on veut chauffer également et économiquement une grande chambre, ce n'est pas ainsi qu'on y arrivera. C'est pourtant utile quand on a des enfants jeunes ou malades.

Les poêles qui sont économiques et qui chauffent mieux ont des inconvénients, surtout les poêles roulants et les fourneaux ou *braseros* : ils produisent des maux de tête et causent bel et bien l'asphyxie. Les journaux nous signalent chaque jour des accidents mortels. Les poêles en faïence sont préférables à ceux de fonte ou de tôle, et s'ils n'étaient pas trop encombrants, je voudrais bien voir se propager à Paris ceux que j'ai vus dans les chambres en Alsace, mais ce sont de véritables monuments !

Un ingénieur distingué, M. Besson, vient d'imaginer un système auquel il a donné le nom de *poêle tubulaire ventilateur*, qui est séduisant par les nombreux avantages qu'il présente. Je n'ai pas à le décrire ici, mais comme j'entends qu'on en fait l'éloge partout, comme je vois des enfants qui couchent dans la pièce où il est installé et qu'ils n'en éprouvent pas le moindre malaise, je n'hésite pas à le recommander à l'exclusion de tous les autres. Je viens de voir que les hôpitaux militaires l'ont adopté pour les salles de malades et qu'ils s'en trouvent bien. Tant mieux si ce système réussit, car il réunit les deux conditions essentielles, de dépenser peu tout en donnant beaucoup de chaleur, et de ne pas exposer à l'asphyxie.

Les petits enfants ont bien besoin d'une température de 15 à 16 degrés, mais ils ne redoutent guère le froid quand ils font de l'exercice, et surtout s'ils sont soumis de bonne heure aux pratiques de l'endurcissement par les ablutions froides. On ne doit pas oublier que si le froid expose les enfants au rhume, le coin du feu les y expose aussi sûrement, et de plus une chaleur artificielle exagérée les rend nerveux, irritables, et souvent réellement malades; on doit tenir compte de ce qu'ils ont en eux-mêmes le meilleur calorifère : leur jeunesse.

Quoi qu'il en soit, et quel que soit le genre de chauffage adopté, qu'on n'oublie pas, si on a de jeunes enfants, de garantir l'accès des fourneaux, poêles ou cheminées : à cet effet des garde-feu solidement établis sont indispensables.

J'ai vu un petit enfant brûlé vif parce qu'on n'avait pas pris cette précaution.

Lumière et éclairage. — J'ai dit qu'il fallait de grandes fenêtres à la chambre des enfants pour assurer le renouvellement de l'air, mais ce n'est pas l'air seulement qu'il leur faut, c'est, comme aux plantes, la lumière, la lumière du soleil, lumière vivifiante qui justifie ce proverbe napolitain : « où le soleil n'entre jamais, le médecin entre souvent. » Il ne faut pas qu'un seul petit coin de la pièce échappe aux rayons du soleil qui par son influence saine et purificatrice agit comme un chimiste actif pour brûler, oxyder, comme disent les savants, les matières organiques et les rendre ainsi inoffensives. Il tue les moisissures qui ne viennent que là où la lumière n'entre pas. Chacun connaît l'odeur *sui generis* que dégage une pièce inhabitée et fermée, quelque propre qu'elle soit d'ailleurs. Il faut donc pouvoir écarter les rideaux s'il y en a, ouvrir les fenêtres toutes grandes et laisser s'accomplir cette purification salutaire.

Puisque je parle de l'heureuse influence de la lumière naturelle, je dois dire un mot de l'éclairage ou de la lumière artificielle. Il faut éviter les lampes, qui par leur mauvais fonctionnement ou par la mauvaise qualité du combustible pourraient répandre une odeur désagréable. Rien ne remplace encore la lampe à huile. La bougie est un éclairage commode, mais qui ne doit être employé que pendant peu de temps ; sa flamme vacillante, la chaleur et l'acide carbonique qu'elle dégage sont autant d'inconvénients.

Partout on abandonne, avec raison, l'usage de la chandelle, qui aux inconvénients précédents joint celui d'une épaisse fumée et d'une odeur désagréable autant qu'irritante pour la gorge.

Je ne parle pas des dangers du pétrole ou des essences minérales, les faits divers qu'on trouve dans les journaux en apprendront assez pour faire rejeter de partout un éclairage aussi désagréable par l'odeur qu'il répand, que dangereux par les accidents auxquels il donne si souvent lieu. Que ceux qui veulent quand même faire usage des essences se souviennent de ne jamais manier les lampes qu'avec la plus grande prudence, et surtout de ne jamais ajouter de l'essence pendant que la lampe brûle. Mais qu'on oublie pas que les enfants touchent à tout.

Le gaz d'éclairage ne vaut rien pour la chambre à coucher, il contribue à vicier l'air en produisant de l'acide carbonique et du gaz hydrogène sulfuré. Si on pouvait en étendre l'emploi à la chambre à coucher, l'éclairage électrique dit *à incandescence* serait le plus inoffensif de tous.

De la literie. — L'introduction des lits de fer ou de cuivre dans nos habitudes a réalisé un véritable progrès au point de vue du bien-être et de la propreté, aussi bien qu'au point de vue de l'économie. Ces lits ne s'imprègnent pas, comme ceux de bois, et surtout comme ceux qui sont recouverts d'étoffes, de miasmes malsains. L'hygiène ne leur donnera aucun regret.

Le paillasson du baby, si utile quand celui-ci mouille sa couche, fait place au sommier qui lui est infiniment supérieur, il est un mode de coucher plus élastique sans être aussi mou, plus régulier, plus propre, plus confortable. On s'étonne qu'il ait fallu tant de siècles pour le découvrir.

Un matelas de crin ou de crin et laine, et un oreiller également de crin ou de balle d'avoine complètent la couchette. La plume ne convient pas plus aux enfants et aux jeunes gens, qu'au nouveau-né, et c'est un grand bien qu'elle disparaisse de nos matelas. Ce raffinement était une cause de malaise et même de maladie, en entretenant trop de chaleur autour du corps. Les enfants n'ont pas besoin de ces douceurs superflues. Comme l'a dit le bon La Fontaine :

> Tout est, aux écoliers, couchette et matelas.

Il est bon d'avoir, pour les enfants encore petits, des lits desquels ils ne puissent tomber, c'est affaire de prévoyance et de sollicitude; sur ce point les mères en savent plus que les médecins.

Le duvet trouve naturellement sa place dans l'édredon, qui peut être très utile en hiver pour remplacer une couverture et garantir du froid sans peser. Les couvertures seront proportionnées à la température, on a toujours la tendance à trop couvrir les enfants. Certes, le nouveau-né a besoin d'être couvé pour ainsi dire, mais l'enfant qui court développe une chaleur suffisante pour le tenir chaud et s'il est vrai qu'il ne court pas la nuit, sa vitalité le garantit contre le froid. Qu'on ne l'étouffe donc pas en l'ensevelissant vivant sous une charge de couvertures. Le moindre inconvénient serait, en tout cas, de le faire transpirer et de l'exposer à des refroidissements, c'est-à-dire justement à ce qu'on veut éviter.

L'utilité des rideaux est contestable. Qu'on en mette aux fenêtres si on veut, à la condition qu'ils n'empêchent pas celles-ci d'être ouvertes à volonté. Quant aux rideaux de lit, s'ils sont fermés, ils forment une espèce d'alcôve renfermant très peu d'air, alors qu'il faut, ai-je dit, donner beaucoup d'air à l'enfant; si on en veut, qu'ils soient légers, et faciles à écarter.

Du sommeil. Coucher et lever. — Les enfants et les jeunes gens ont besoin de ce cordial plus que les adultes et les vieillards. Les enfants vifs, pétulants, dépensent beaucoup de leur activité et ils ont sans cesse besoin de renouveler leurs forces par un repos réparateur; par contre, les enfants mous, apathiques, ont besoin aussi de beaucoup de sommeil, tant il est vrai que souvent les extrêmes se touchent. La nature de l'enfant auquel on refuse du sommeil, reprendra ses droits, et celui auquel il faut une heure de plus de lit le matin, dormira toute la journée et se fera traiter d'endormi, si on le force à se lever trop tôt. Toutefois, l'enfant est matinal comme le paysan et le régime du collège n'a rien de rigoureux, bien que le réveil sonne deux ou trois heures plus tôt qu'à la maison. Il est vrai que la soirée est courte pour nos lycéens et qu'à huit ou neuf heures ils sont au lit, de sorte qu'à cinq ou six heures ils peuvent s'éveiller.

Le lever tôt, a dit saint François de Sales, conserve la santé et la sainteté. Levez-vous dès le point du jour ; que le soleil en regardant la terre ne puisse pas dire : Voilà un lâche qui sommeille (1) :

> Coucher de poule et lever de corbeau
> Éloignent l'heure du tombeau.

Évitons à nos enfants la soirée pendant laquelle ils se fatiguent inutilement.

A mesure qu'ils grandissent, les jeunes gens l'allongent sans inconvénient : il faut en cela suivre la nature.

Les petits garçons ont besoin de sept heures de sommeil au moins et les filles en demandent encore davantage, c'est souvent aussi une affaire d'habitude.

Le véritable sommeil, c'est le sommeil de la nuit : « une heure de sommeil avant minuit en vaut deux du matin », dit le proverbe. Mais à la ville mille choses troublent ce sommeil, aussi y a-t-il utilité

(1) Franklin.

réelle à choisir pour chambre à coucher une pièce éloignée de la rue et à ne pas se loger trop près des gares. Cependant on s'accoutume au bruit comme à tout. C'est surtout dans les dortoirs de collège qu'il est difficile d'empêcher que le sommeil ne soit interrompu.

Au collège ce n'est pas le cas de dire :

> De trop bon souper mauvaise nuit,

l'alimentation, régulière et en général saine est une garantie qu'on n'aura pas d'indigestion, mais il y a autre chose que cela qui peut troubler un dortoir où plusieurs enfants sont réunis à cet âge sans pitié.

La sollicitude des mères et des maîtres, des chefs d'institutions, devra être éveillée quand le sommeil d'un enfant sera dérangé. Une insomnie que rien n'explique est souvent le prélude d'une affection cérébrale ou d'une fièvre muqueuse, quand elle n'est pas la conséquence du surmenage intellectuel.

Je ne puis quitter ce sujet du sommeil sans passer en revue deux questions qui lui sont bien liées et qui sont l'objet de la sollicitude constante des mères : les frayeurs nocturnes, l'incontinence d'urine.

Frayeurs nocturnes. — Les enfants excités, fatigués, et j'ajoute excités et fatigués par leur entourage, par leur bonne qui les nourrit de contes à sensation ou d'histoires imaginaires, par leurs maîtres qui surmènent trop tôt leur jeune esprit, ont souvent la nuit des cauchemars, des terreurs accompagnées de cris (*night terror* des Anglais). Peu après avoir été mis au lit, l'enfant qui s'était bien endormi se réveille en sursaut effrayé, il crie avec violence, déclare, s'il est déjà grand, qu'il a vu un voleur, un ogre, un monstre qui l'effraye; il se cache sous ses couvertures ou dans les bras de sa mère, tandis que son angoisse, sa respiration saccadée, le trouble de tout son être, se calment avec peine. Chaque nuit et même plusieurs fois dans une même nuit, l'enfant est pris de ces terreurs qui troublent son sommeil et compromettent sa santé.

Le remède consiste à supprimer la cause : changer sans pitié la bonne, demander à l'institutrice ou au maître de modérer au lieu d'exciter l'ardeur pour l'étude. De plus, la mère ou une personne absolument sûre se constituera la garde de l'enfant, et tiendra constamment une veilleuse ou une lampe auprès de lui, prête à le rassurer en le ramenant doucement à la réalité; dans ce cas,

> Plus fait douceur que violence.

Il importe que la chambre ne contienne pas d'objets qui l'imagination aidant, prennent une forme répondant à ce que croit voir l'enfant. Souvent un changement complet de vie est utile et on est obligé, non seulement de changer l'enfant de chambre, mais encore de milieu. Un séjour à la campagne ou au bord de la mer est très utile alors. D'ailleurs les mères se laisseront diriger par le médecin.

Les bonnes, les maîtres comme les parents feront bien, au lieu d'effrayer les enfants naturellement crédules, de les rendre courageux en montrant devant eux du calme en toute circonstance.

Incontinence nocturne d'urine. — Après les deux ou trois premières années de la vie, cet accident éveille chez les parents une sollicitude parfaitement justifiée. J'ai vu des jeunes filles qui gardaient cet inconvénient jusqu'à la puberté. Quelquefois j'ai vu aussi qu'après avoir passé complètement en apparence, il revenait à propos de la seconde ou de la troisième dentition. D'autres fois c'est le signe d'une santé débile ou le prélude d'une maladie.

Il y a des enfants paresseux qui, surtout en hiver, aiment mieux ne pas être dérangés et mouillent leur lit sans honte. Ceux-là on les guérira par la discipline, en réglant la fonction par des habitudes régulières qui consisteront à leur faire retenir les urines pendant le jour le plus longtemps possible, et à les inviter à satisfaire leur besoin en allant au lit et le matin, et peut-être une ou deux fois pendant la nuit. D'ailleurs, si on donne peu à boire aux enfants le soir, ils ne se réveilleront pas autant la nuit.

On trouve des enfants qui, pris du besoin d'uriner la nuit, font au lit, simplement parce qu'ils rêvent qu'ils sont à l'endroit où ils satisfont d'ordinaire leur besoin. Ceux-là il faut les mener doucement et il suffira de les réveiller dans la nuit afin de les mettre sur le vase.

Une tasse de café noir réussit quelquefois à ramener le sommeil à son rythme normal chez les enfants lourds et à leur faire éprouver le besoin de se lever au moment opportun. Je n'insiste pas, mais si l'infirmité persiste malgré l'observation maternelle et les petits moyens qui sont de son ressort, c'est au médecin qu'il faudra s'adresser. Lui verra s'il doit employer tel ou tel traitement par la belladone, la noix vomique, les ferrugineux, l'électricité, l'hydrothérapie, etc., suivant l'âge de l'enfant ou la forme que présente la maladie.

Je demande pardon aux mères d'avoir mis tant de minutie dans l'examen de tout ce qui touche à ce sujet de la chambre des enfants : J'avais devant moi cette pensée de Bacon : « Si les livres entraient dans les plus petits détails, on n'aurait presque plus besoin d'expérience. »

CHAPITRE III

DES VÊTEMENTS.

> « Une chose folle et qui découvre bien notre petitesse, c'est l'assujettissement aux modes. »
>
> LA BRUYÈRE.

La mode et les besoins. — Si nous écoutions le bon sens, je veux dire le sens commun, ainsi nommé sans doute parce qu'il est le plus rare, nous habillerions nos enfants pour eux, non pour les autres, mais combien la mode, « cette reine et emperière du monde,» comme l'appelait Montaigne, l'emporte sur l'hygiène ! On n'obtiendra jamais que la petite fille qui sera un jour la femme ne se pare pas, et ne sacrifie pas sur l'autel de la mode et, je le demande, quelle est celle qui ne cherche dans l'habillement qu'un abri contre le froid ou une sauvegarde de la décence? Je prêcherais donc dans le désert en exhortant à la simplicité quand on court après le luxe ébouriffant, et quand ce sont les mères elles-mêmes qui en donnent l'exemple. Je ne parle pas des petits garçons, qui en général sont habillés toujours de la même façon, mais pourquoi les petites filles subissent-elles la tyrannie de la mode?

A quoi sert-il de les rendre vaniteuses et frivoles en les occupant de leur toilette? Le moment viendra assez tôt où elles seront coquettes sans apprentissage. Qu'on les pénètre au contraire de cette idée que la toilette est une affaire secondaire comme tout ce qui est extérieur, et que le seul ornement de la femme c'est :

... La grâce, encore plus belle que la beauté.

Que les mères coquettes et leurs filles en voie de le devenir, apprennent que le ridicule n'est pas le beau, et que « le velours et la soie éteignent le feu de la cuisine ».

Conditions générales que doivent remplir les vêtements des enfants. — Ainsi le vêtement des enfants doit être simple, mais il doit aussi être propre : chaque matin dans les familles peu fortunées les enfants seront dressés à brosser et à secouer avec soin leurs habits, et cela dans un triple intérêt de propreté, d'ordre et d'économie. Quant à ceux qui ont à leur service des domestiques ils n'auraient pas de motif d'être sales ou en désordre, et c'est aux mères à surveiller ces détails qui ont bien leur importance. Ce sont surtout les vêtements ayant servi à un petit malade, qui doivent être nettoyés avec un soin tout particulier. Mon excellent maître et ami J. Simon a observé dans une famille le fait suivant : Une enfant qui, après un bain, éprouvait un petit sentiment de froid, demande à sa femme de chambre un châle qu'elle garde seulement pendant quelques instants. Deux ou trois jours après elle est prise de fièvre scarlatine. On en cherche la cause et on la trouve dans ce châle qui avait été porté l'année précédente par la maman de la jeune fille pendant sa convalescence de cette maladie. Or on avait fait tout nettoyer, tout... excepté ce précieux châle de cachemire, qu'on n'avait pas cru devoir confier au teinturier.

Une autre condition que doivent remplir les vêtements des enfants, c'est de laisser la liberté aux membres et aussi de ne pas gêner les fonctions des organes. J'ai fait ailleurs [1] le procès du maillot; nous verrons un peu plus loin que, chassé de la première enfance, il reparaît dans la seconde sous d'autres noms : C'est le corset chez les jeunes filles et la tunique chez le collégien.

Le vêtement doit garantir du froid et du chaud, mais si la pudeur ne permet pas de se dévêtir complètement au gros de l'été, l'hygiène proteste contre la mauvaise coutume que certaines mères ont de trop couvrir les enfants en hiver. Règle générale : Il faut couvrir les enfants d'autant moins que la température est plus douce et qu'ils font plus de mouvement.

Passons maintenant rapidement en revue les principaux vêtements des enfants.

Le gilet de flanelle. — La flanelle est inutile pour les enfants bien portants. Elle a même le dou-

[1] *Guide des mères et des nourrices.*

ble inconvénient de les exposer à la transpiration et de les rendre frileux. Chez l'enfant délicat elle est utile surtout dans les pays méridionaux et pendant l'été, à cause des grandes variations de température, mieux vaudrait endurcir l'enfant à ces variations mêmes par des pratiques hydrothérapiques que de l'assujettir à trop de précautions. Il faut savoir que dès qu'elle n'est pas très propre, la flanelle ne garantit plus contre le froid, il faut donc la renouveler fréquemment, soit une fois par semaine. Mieux vaudrait s'en passer tout à fait; d'ailleurs elle ne s'attache pas à la peau comme la robe de Nessus, et quand un enfant s'est fortifié, quand par les ablutions froides il est aguerri aux changements de température on peut le délivrer d'une servitude qu'il faut laisser à un autre âge.

La chemise de jour et de nuit. — La chemise est une pièce du vêtement commune aux deux sexes, celle qui étant en contact immédiat avec la peau en absorbe le plus les sécrétions. On comprend dès lors combien il importe de la changer souvent, une fois par semaine ou même deux fois, le jeudi et le dimanche, comme au collège. De plus, il faut en avoir une pour la nuit et une pour le jour.

La chemise de jour ne doit serrer ni au cou, ni aux poignets, elle ne devrait pas être repassée comme la mode le veut bien à tort. La chemise de nuit doit être très longue chez les enfants jusqu'à cinq ou six ans, elle doit dépasser les pieds : c'est un excellent moyen de préservation des mœurs, surtout quand une coulisse permet de la fermer par en bas comme au cou et aux poignets.

Ai-je besoin de dire que les enfants ne doivent conserver dans leur lit que la chemise de nuit, et tout au plus le gilet de flanelle, s'ils en portent?

Le caleçon. — Je ne parle du caleçon que pour engager les mères à ne pas dédaigner cette modeste partie du vêtement pour leurs garçons. Fait de toile ou de coton, il sert non pas tant à tenir chaud qu'à préserver le pantalon des émanations de la peau. C'est surtout au point de vue de la propreté que je le recommande.

Il doit remplir deux conditions : être propre et pour cela on le renouvelle tous les huit ou quinze jours, et ne pas serrer soit à la ceinture, soit aux jambes.

Cravates et cache-nez. — Dieu merci, on ne porte plus le col qui a été pendant longtemps un véritable instrument de torture. Ce col en métal, en cuir, en carton, en baleines ou en crin gênait horriblement le cou et prédisposait aux congestions de la face. Comprend-on qu'il ait été introduit dans la tenue militaire et qu'il ait eu tant de peine à en sortir? Je l'ai porté très atténué, au collège. En même temps que le col disparaissait, la cravate, qui faisait plusieurs tours et qui avait une hauteur démesurée, a pris peu à peu des proportions moindres jusqu'à devenir un simple ruban. Les petits paysans la suppriment même tout à fait et ils y gagnent d'être moins exposés que nos enfants des villes aux maux de gorge. Les enfants qui ont le cou habituellement trop couvert sont plus exposés aux refroidissements s'ils quittent leur cravate. Celle-ci devient encore un danger quand, reprenant ses antiques proportions, elle prend le nom de cache-nez.

Donc les petits garçons n'auront pas de cache-nez, mais seulement une cravate-ruban comme simple ornement, puisque la mode le veut, et les petites filles mettront de côté le « boa » dont on entoure leur cou bien à tort.

Du corset. — Il y a longtemps que l'hygiène plaide contre l'abus, je ne dis pas contre l'usage, du corset ; mais comme les femmes conspirent avec la mode, c'est l'hygiène qui perd son procès sans vouloir toutefois désarmer. Elle en appelle vainement à la santé et même à l'élégance vraie, car ce n'est qu'une fausse élégance qu'obtient la mode. Le poète l'a bien dit, d'accord avec les médecins :

Mesdames, croyez-moi, les efforts que vous faites
Loin de vous embellir vous rendent contrefaites.

Je demande si les statues de femmes que nous contemplons dans nos musées comme des merveilles de l'art ressemblent à ces tailles de guêpe qui sont l'idéal de nos jeunes filles ? La Vénus de Milo ou la Vénus de Médicis ont-elles été inspirées par ces modèles artificiels dont nous gratifie la mode ou par ce type primordial sorti de la main du Créateur ? En contemplant les statues antiques, on voit que les femmes d'autrefois avaient autant de grâce et d'élégance que celles d'aujourd'hui sans avoir le corset que la coquetterie, par un singulier entraînement, pousse les femmes à serrer le plus possible jusqu'à paraître coupées en deux. Si l'élégance n'y gagne rien, la santé y perd, et c'est en son nom surtout que je proteste.

Il y a quelques années, nous avons vu avec mon excellent maître, M. le Dr Potain, une toute jeune dame, soignée depuis longtemps pour une affection de l'estomac qu'accompagnait tout un cortège de misères : le professeur Potain ordonna de quitter le corset, et cette seule prescription rendit la santé à la malade. Les nerfs se calmèrent, l'anémie disparut, l'appétit et les forces revinrent. Aujourd'hui cette jeune dame va très bien, elle a des filles superbes qui ne porteront pas de corset serré, soyez-en sûrs.

Le corset, quand il est trop serré, gêne le développement et le jeu des organes chez les petites filles, comme il en trouble les fonctions plus tard. De là une source fréquente de maladies de l'estomac et du foie, de la poitrine et du cœur, de la matrice et des organes qui sont liés avec elle. La respiration et la circulation du sang, la digestion et pour la jeune mère plus tard l'allaitement sont gênés, de là des misères ou de véritables maladies. J'ai déjà dit ailleurs que les femmes enceintes devaient remplacer le corset ordinaire par un demi-corset dit « *de grossesse* », j'accorde que pour donner de la consistance à la taille de la petite fille, sans la serrer, on lui donne un corsage de coutil dans lequel les plis très serrés remplacent les baleines que l'on ajoute vers douze ans, pour permettre à ce léger corset de soutenir la taille qui s'affaisse, mais je n'accorde jamais qu'un corset devienne un instrument de torture. Si la mode accepte ces concessions, qu'elle ne dépasse pas la mesure permise et qu'elle ne comprime pas les seins en montant trop haut ni le bassin en descendant trop bas. Chose singulière qui prouve la puissance de l'habitude : la femme qui porte un corset ne peut plus s'en passer sous peine de souffrir des misères mêmes que son corset lui occasionne et les malaises, la lassitude, les crampes disparaissent dès qu'elle le reprend. Comme l'oiseau, elle s'habitue à sa cage et elle ne peut plus en sortir.

La tunique ou la blouse? — Comment veut-on qu'un petit homme de huit ans soit à l'aise dans cette espèce de cuirasse, qui pour lui donner un certain air militaire dont il peut encore se passer, gêne à la fois ses mouvements et le libre jeu de sa respiration? Encore trouve-t-on que cet affreux vêtement ne serre pas assez, puisqu'on y ajoute souvent un ceinturon serré le plus qu'on peut. Qu'on ne déguise donc pas nos enfants en soldats pas plus qu'en petits vieux, qu'on leur donne une vareuse ou une blouse et en général des vêtements larges comme ceux des marins qui laissent circuler l'air et qui permettent la liberté des mouvements. Comme le dit spirituellement J. Simon qui approuve aussi les vêtements amples : « la blouse est de tous les partis politiques au moins jusqu'à dix-huit ans ? » J'ajoute que la blouse a été, sous le nom de sayon, le vêtement national de nos ancêtres les Gaulois. Les enfants seront mieux ainsi que dans des tuniques ajustées et serrées et ils auront plus chaud en hiver et plus frais en été, surtout si on sait approprier le tissu des vêtements à la saison, à l'âge et au genre d'occupation.

Robes et pantalons, ceintures ou bretelles ? — Les enfants, filles et garçons, doivent porter des pantalons. C'est pour celles-là une condition à la fois de décence et de propreté. Le petit garçon se trouvera mieux d'avoir le pantalon fixé au gilet ou supporté par des bretelles que d'avoir pour le soutenir une ceinture qui serrera trop et alors aura un inconvénient analogue à celui du corset ; ou pas assez, et le but sera manqué : le pantalon tombera. Chez l'enfant le pantalon ne doit jamais serrer au genou ni à la ceinture. Il doit rejoindre les bas ou mieux les dépasser, de manière à ne pas laisser les jambes nues.

Les robes des petites filles sont, en général, trop courtes, ce qui expose celles-ci au refroidissement ; qu'on les fasse comme on voudra d'ailleurs, mais qu'on les fasse monter assez haut pour que le haut de la poitrine ne soit pas découvert, ce qui expose les petites filles à s'enrhumer. Que les robes ou jupes ne serrent pas trop à la ceinture et que les corsages ne conspirent pas avec le corset pour déformer la poitrine.

Bas et chaussettes. — Les petits enfants portent des bas, des bas de laine même, mais à mesure que l'enfant grandit, s'il est fort, endurci au froid, il pourra même en hiver se contenter de bas ou même de chaussettes de fil ou de coton : juste ce qu'il faut pour la propreté et le bien-être du pied. Les chaussettes et les bas de laine sont une servitude fâcheuse qu'il faudrait éluder par les pratiques de l'endurcissement. En tout cas en aucune saison les enfants ne doivent avoir les pieds nus même dans leurs souliers. Je dis ceci pour les enfants dont la misère, et souvent la négligence des parents fait de bonne heure de petits « *va-nu-pieds.* » Un détail qui a son importance : les chaussettes ou les bas doivent être ajustés aux pieds : trop larges ou trop longs, ils forment des plis qui surtout à la plante du pied gênent la locomotion ; trop étroits ou trop courts, ils mettent les orteils à la torture en les faisant chevaucher les uns sur les autres.

Des chaussures. — Pour être comme il convient les chaussures doivent être assez rigides, afin de protéger le pied dans la marche et assez souples pour qu'il ne perde pas sa flexibilité, comme cela arrive quand on fait un usage habituel de sabots ou de galoches. La nature a voulu que le pied fût essentiellement mobile, comme le prouve la quantité d'articulations reliant les petits os qui le constituent; pourquoi les détruire ? Par-dessus tout elles ne devront être ni trop courtes ni trop étroites : c'est assez d'emprisonner le pied sans le soumettre à la torture. C'est pourtant ce qui arrive quand, voulant suivre la mode, on porte des souliers pointus. Qu'on ne se plaigne pas alors d'avoir des cors, des ongles incarnés et d'autres misères, une chute de temps en temps sans parler du mal de tête et du froid aux pieds dès que ceux-ci sont trop serrés. Quelque étrange que cela paraisse, si les pieds sont trop à l'étroit, on peut en éprouver du mal de tête, tant est remarquable la solidarité étroite qui existe entre les membres du corps, même entre ceux qui sont les plus éloignés les uns des autres, comme la tête et les pieds. Donnons à nos pieds la liberté que nous revendiquons si hautement pour nous-mêmes.

Le pied a comme la taille son martyrologe. Le pied naturel large, cambré, solide, à la fois élégant et souple, ne se trouve plus que dans nos musées : là on voit, en contemplant l'Apollon du Belvédère, combien cette partie de notre être est dégénérée. Cela vient des mauvaises chaussures, des souliers de pacotille et de la mode.

Chapeaux et casquettes. — La coiffure, chapeau, casquette, bonnet, etc., peu importe le nom qu'on lui donne, est plus utile pour garantir du soleil en été que du froid en hiver. Les enfants doivent toujours avoir, du moins dans les appartements, en toute saison, jour et nuit, la tête nue. Ceux dont on a émoussé l'impressionnabilité au froid par les pratiques de l'endurcissement se passent très bien de couvrir la tête.

Pour la nuit, les petites filles pourront maintenir leurs cheveux dans une résille.

Le chapeau n'est même pas utile pendant les récréations, mais seulement au dehors, à la promenade.

Les chapeaux dits à ventilation qui sont percés de trous pour permettre la circulation de l'air sont les plus sains. En été le chapeau de paille réalise chez nous le vœu de l'hygiène; s'il est à larges bords, il empêche l'effet du soleil sur les yeux, le visage et le cou.

Les coiffures aplaties comme certaines casquettes et les képis ont le grand inconvénient d'être constamment sales par leur contact avec les cheveux. Une bonne coiffure doit surtout être légère et ne pas serrer.

Vêtements suivant les saisons. — Le philosophe anglais Locke, partisan de la méthode qui a pour but d'endurcir le corps, voulait que les enfants portassent les mêmes vêtements en toute saison. Je ne saurais donner aux mères un pareil conseil que je ne mets pas en pratique pour mes propres enfants. Je crois au contraire qu'il faut vêtir les enfants selon la température, la toile en été, la laine en hiver. Qu'on se souvienne toutefois qu'on a toujours la tendance à trop couvrir les enfants. Je l'ai dit ailleurs : à mesure que l'enfant court, on doit le couvrir moins, surtout s'il est bien portant et bien nourri.

Vêtements de sortie. — Si nos enfants doivent être peu couverts dans l'atmosphère souvent surchauffée de nos appartements, ils doivent, quand ils sortent, avoir en hiver un manteau. L'enfant chétif qui ne sort qu'en voiture fermée et que l'on couvre de fourrures est livré pieds et poings liés à la merci des circonstances, mais l'enfant fort et vigoureux, qui est assujetti non à la flanelle, mais aux ablutions, peut presque avoir le même vêtement en toute saison. En tout cas, que son manteau ne soit pas une pesante fourrure qui l'expose à transpirer quand il joue, et partant à se refroidir. Les petits paysans qui s'en vont à l'école ne savent pas ce que c'est qu'un manteau et rarement ils s'enrhument.

Quand peut-on faire quitter les habits d'hiver? — Les mères en savent bien long sur ce sujet, néanmoins chaque année l'expérience leur apprend encore quelque chose. Dès que les premiers beaux jours viennent, elles ont hâte, si le beau temps continue un peu, de « mettre au camphre » et de soigner pour l'année suivante les vêtements d'hiver de leurs enfants, oubliant le dicton :

Au mois d'avril
N'ôte pas un fil,
Au mois de mai
Ce qui te plaît, encore ne sais ;

et elles doivent ressortir les vêtements d'hiver après que l'enfant a pris un rhume, un mal de gorge ou quelque chose de plus. Il faut donc attendre que le temps soit non seulement beau, mais chaud et procéder par degrés en découvrant les enfants. J'aime mieux, au risque d'être accusé de m'arrêter sur des détails superflus, rappeler aux mères ces petites choses qu'elles pourraient apprendre par de trop douloureuses expériences.

Ainsi que l'a exprimé Plutarque : « Il en est du corps comme des voiles d'un vaisseau, qu'on ne doit ni trop resserrer dans le calme, ni abandonner aux vents quand on est menacé de la tempête ».

CHAPITRE IV

DE L'ALIMENTATION.

« On est nourri de ce qu'on digère, non de ce qu'on mange. »

***

I. — Considérations générales.

Utilité du lait pendant la seconde enfance. — Une fois que l'enfant est sevré, disais-je ailleurs (1), son régime doit être dirigé de manière à se rapprocher insensiblement de celui de tout le monde, et je donnais « le menu » des quatre petits repas du bébé. J'ai une remarque importante à faire qui trouve naturellement sa place ici : On croit, en général, que le sevrage veut dire privation du lait; c'est une grave erreur. Si on restitue à ce mot son sens véritable, on trouve qu'il signifie simplement la séparation de l'enfant du sein. Le lait est, en effet, l'aliment par excellence qui, après avoir été la nourriture exclusive pendant les premiers mois, reste la nourriture principale jusqu'à deux

(1) *Guide des mères et des nourrices.*

ans, et la nourriture accessoire mais nécessaire, pendant la seconde enfance. Qu'on n'oublie pas que jusqu'à neuf ou dix ans la soupe au lait est aussi indispensable à l'enfant que le sein pendant les premiers mois. Toutefois c'est vers sept ans que l'enfant est « omnivore », c'est-à-dire qu'il peut manger de tout.

Rôle important de la soupe. — Le véritable aliment de transition entre le lait et la nourriture ordinaire, c'est, sans contredit, la soupe qui constituait jadis la base classique pour ainsi dire de l'alimentation des enfants. Aujourd'hui ils tendent toujours plus à en être affranchis; seuls les petits paysans ne l'abandonnent pas, c'est ce qui fait que, devenus soldats, ils n'ont aucune peine à se faire au régime de la gamelle.

Écoutez un homme qui a plaidé avec conviction la cause de cet aliment si sain qui tend à disparaître sur la pente où s'en vont tant de bonnes choses. « Un des spectacles qui caresse le plus agréablement l'instinct d'un hygiéniste est la vue de cinq ou six enfants de la campagne, joufflus et vigoureux, rangés autour d'un nombre égal d'écuelles, d'où déborde une soupe compacte, y introduisant vigoureusement leur cuiller, si ce n'est leurs doigts, et s'escrimant à qui mieux mieux contre cet aliment, primitif sans doute, mais si simple, si digestible, j'oserais dire si honnête. Le potage de luxe fait aujourd'hui une rude concurrence à cette soupe rustique avec laquelle on nous a construit cependant, jadis, des Bayard et des Duguesclin, je n'hésite pas à affirmer, dussé-je amener un sourire sur plus d'une lèvre, que la restauration de la soupe classique dans les mœurs alimentaires des enfants serait une réforme hygiénique des plus considérables de notre époque. »

Abus du dessert et des pâtisseries. — La déchéance de la soupe n'est pas le seul inconvénient du régime actuel de nos enfants, il faut placer au second rang, sinon au premier, l'abus du dessert et surtout des pâtisseries en général, cause de beaucoup d'indigestions. Je connais, ai-je dit ailleurs [1], une famille dont les enfants n'ont jamais eu d'autre indisposition que des dérangements dus à cette unique cause. Le sucre et les sucreries dont on abuse tant ont l'inconvénient de fatiguer l'estomac et d'ôter l'appétit. Dans la seconde enfance la règle doit être : plus de sel que de sucre; aussi le dessert dont on abuse est-il la pierre d'achoppement de la sobriété des enfants. Les parents et les grands-parents ne savent pas résister à la convoitise des enfants, et ils leur font ainsi beaucoup de mal. Un de ces « grands-pères gâteau » me racontait que son petit-fils, qui avait bien quatre ou cinq ans, poussait des cris de joie, dès qu'on servait des plats doux. Un jour on apporte une pièce de pâtisserie énorme, et malgré la compagnie, l'enfant demande

(1) *Guide des mères et des nourrices*, chap. III. *Des aliments après le sevrage.*

à grands cris du gâteau. En veux-tu beaucoup? interroge le grand-père. « Tout, » répond l'enfant sans se déconcerter. Ce qui faisait la joie de ce pauvre grand-père n'était rien moins que la condamnation du système d'après lequel il élevait son petit-fils.

Abus de la viande et des mets trop recherchés. — La crainte de l'anémie a conduit naturellement à l'abus de la viande pour les enfants comme pour tout le monde, tant il est vrai que, comme l'a dit le bon La Fontaine :

> De tous les animaux l'homme a le plus de pente
> A se porter devant l'excès.

Je dirai en faisant le « menu » des enfants la part qu'il convient de faire à la viande, dans leur régime, mais qu'on me permette de dire qu'il y a un abîme entre la frugale simplicité du petit paysan et l'alimentation compliquée du citadin : je parle seulement pour la viande. Il faut réagir contre cet abus non seulement de la viande, mais du gibier et des aliments de haut goût qui gâtent l'estomac et blasent de trop bonne heure le palais de nos enfants. Si on rend les enfants gourmands on conspire contre leur santé d'abord, en compromettant leur estomac, on leur prépare ensuite bien des difficultés pour toute leur vie; en leur donnant l'habitude de rechercher les aliments les plus délicats, s'ils ne peuvent pas obtenir ce que leur gourmandise exige, on les aura rendus doublement malheureux.

Mme Deshoulières a voulu rappeler le « menu » de nos pères dans ces deux vers bien connu :

Du lait, du pain, des fruits, de l'herbe, une onde pure,
C'était de nos aïeux la saine nourriture.

Mais je ne crois pas que nos jeunes citadins seraient suffisamment soutenus avec ce régime « végétarien ».

J.-J. Rousseau voulait non pas exciter la sensualité des enfants, mais la satisfaire. « Cela s'obtiendra disait-il, par les choses du monde les plus communes, si on ne travaille pas à leur raffiner le goût. Leur appétit continuel, qu'excite le besoin de croître, est un assaisonnement sûr, qui leur tient lieu de beaucoup d'autres. Des fruits, du laitage, quelque pièce de four un peu plus délicate que le pain ordinaire, surtout l'art de dispenser sobrement tout cela : Voilà de quoi mener des armées d'enfants au bout du monde, sans leur donner du goût pour les saveurs vives, ni risquer de leur blaser le palais (1).

Il faudrait commencer par simplifier notre régime ou tout au moins ne pas exposer nos enfants a la tentation en les admettant à la table de famille avant qu'ils soient assez grands et assez raisonnables pour se soumettre à certaines interdictions. Notre sensualité gastronomique est contagieuse

(1) *Émile*, liv. II.

pour eux, car ils ne comprennent pas le principe : « faites ce que je vous dis, ne faites pas ce que je fais ». D'ailleurs ne gagnerions-nous pas nous-mêmes à plus de simplicité?

Quels sont les aliments qui conviennent le mieux aux enfants? — Voilà bien, dira-t-on, ce qu'il ne faut pas donner, mais en fin de compte, que pouvons-nous donner comme alimentation ordinaire à nos enfants? Il leur faut une nourriture dont les qualités nutritives soient égales aux qualités digestibles, une nourriture saine et abondante. C'est là le programme des collèges, nous ne chercherons pas à savoir si on s'y conforme toujours. Au collège et à la maison, on doit savoir que si un enfant, comme un animal, est bien nourri, il peut produire une somme de travail plus considérable; mais au point de vue de l'éducation en général, il faut habituer un enfant à manger de tout au lieu de le soumettre à un régime recherché.

> Un médecin l'a dit. Le sage ne meurt pas,
> Qui jamais ne s'assit qu'à modeste repas.
>
> École de Salerne. Trad. MEAUX SAINT-MARC.

J'ai déjà indiqué le rôle de la soupe, la bonne grosse soupe au pain est la meilleure.

On ne sait pas ce qu'on mange, quand on a un potage fait avec des pâtes plus ou moins frelatées ; on le sait pour la soupe. Les enfants qui y sont habitués de bonne heure ne se fatiguent pas de cet aliment frugal, et on peut leur en laisser prendre à satiété ce qu'il ne faudrait pas permettre pour tout. Qu'on n'oublie pas que les enfants, surtout ceux qui grandissent, ont besoin de beaucoup d'aliments, parce qu'ils bâtissent leur maison en même temps qu'ils entretiennent leur vie. Qu'ils mangent de tout ce que nous mangeons nous-mêmes en temps ordinaire, à l'exception des plats de haut goût, du gibier faisandé, des truffes, des épices, etc., et de tout ce qui flatterait peut-être leur gourmandise sans les nourrir. « Cuisine raffinée mène à la pharmacie », dit le proverbe.

Les plats sucrés, les pâtisseries lourdes qui plaisent à leur goût mieux que le reste ne peuvent que ruiner leur estomac; qu'il s'en abstiennent, si je n'aime pas plus pour les enfants les viandes faisandées que les aliments gâtés, je n'aime pas mieux les viandes conservées qui nous viennent d'au delà des mers.

Les légumes conservés souvent colorés artificiellement doivent être exceptés de l'alimentation en général, et de celle des enfants en particulier. Et que dire des substances falsifiées ou faites de toutes pièces, par certains industriels plus ingénieux qu'honnêtes?

Les œufs frais sont pour les enfants un excellent aliment.

Le poisson leur convient bien aussi, mais il faut avoir la précaution d'en ôter avec soin les arêtes.

La viande doit être donnée aux petits enfants, coupée en tout petits morceaux et à doses augmentées peu à peu. De même on choisira d'abord la volaille, les viandes de boucherie : bœuf, mouton, veau, de préférence à la charcuterie.

Le seul condiment qui leur convienne, et celui-là leur est bien utile, c'est le sel.

Les légumes sont l'accompagnement presque obligé de la viande, on en donnera peu d'abord et de préférence des purées, s'il s'agit de pommes de terre ou de légumes secs, tels que pois, haricots, lentilles, etc.

Les fruits peuvent presque tous être donnés aux enfants, mais ceux qui ont des noyaux, tels que cerises, abricots, prunes, etc., sont plus difficiles à digérer que les fraises, les framboises, raisins, poires, etc., et de plus ils peuvent, à cause du noyau même, provoquer de graves accidents.

Les noix, amandes, noisettes, sont en général mal mâchées par les enfants et mal digérées : il faut donc les proscrire jusqu'à six ou sept ans au moins.

Les fruits cuits et les confitures, surtout celles qui sont faites à la maison et non chez l'épicier ou chez le confiseur, ne présentent aucun inconvénient pour la santé des enfants. Il en est même qui permettent de combattre la constipation.

Les fromages frais et le beurre ne sauraient être dangereux pour les enfants ; chez les petits paysans ces aliments tiennent souvent lieu de viande.

On sera plus sobre de crème, à moins qu'elle soit faite exprès pour eux ; et même dans ce cas sera-t-il sage d'en user avec modération.

M. J. Simon dans un livre remarquable à plusieurs titres ([1]), regrette que dans nos usages il n'y ait plus qu'une seule table pour toute la famille, d'où il résulte que l'enfant dîne avec ses parents, et prend une nourriture qui le fatigue sans le fortifier. Et il ajoute ([2]) : « On pourrait améliorer le régime de nos collèges ; mais c'est surtout celui des familles qui est mal entendu. Les savants ne s'en occupent pas ; en vérité, à quoi songent-ils ? Ils laissent la bride sur le cou à nos cuisiniers, qui sont de grands artistes et des hygiénistes médiocres. Je rends hommage aux travaux et aux publications de M. Dumas, de Payen, de Liebig et de quelques autres ; mais, au lieu de ces analyses et de ces termes scientifiques, j'aimerais mieux quelques menus ». Nous tâcherons de ne pas encourir ce reproche.

II. — Menu des repas des enfants.

J'ai donné aux mères et aux nourrices le menu des quatre petits repas de l'enfant qui vient d'être sevré ; à mesure qu'il grandit son appétit augmente au point de devenir quelquefois effrayant, mais la pierre de touche qui permet de discerner la faim réelle de la pure gourmandise, c'est le pain sec et la soupe. Un enfant qui réclame l'un ou l'autre a faim, celui qui réclame des friandises est un gourmand auquel on doit résister. La rapidité avec la-

([1]) J. Simon, *La réforme de l'enseignement secondaire.*
([2]) P. 97.

quelle la digestion s'effectue chez l'enfant exige que les repas soient rapprochés. La règle dans leur régime est certainement utile comme dans tout ce qui touche à leur éducation, toutefois, comme l'a dit Montaigne, « il faut s'assujettir aux règles, mais non pas s'y asservir. »

Premier déjeuner. — Le matin, vers sept ou huit heures, l'enfant prendra de la soupe de préférence au café ou au thé. Il y a moyen de varier les soupes de façon à ne pas lasser l'estomac. Au collège où on se lève tôt, chacun mange un gros morceau de pain avec un fruit, du fromage, du chocolat ou toute autre chose. Ce repas frugal en vaut bien un autre, et je ne me souviens pas de l'avoir jamais dédaigné. En hiver on donne quelquefois aussi du lait chaud ou du café, je n'ai rien à objecter à cela, mais s'il s'agit d'une fille, je repousse le café et le thé ; cependant j'accorde quelquefois le café au lait qui facilite les fonctions, ce qui n'est pas inutile chez nos sédentaires écoliers et écolières. Règle générale : Il faut éviter pour les jeunes filles les aliments excitants.

Dans les familles où on ne veut pas la soupe classique, je donne volontiers le cacao, le tapioca au cacao ou un des potages déjà indiqués pour la première enfance.

Si un enfant est faible, s'il travaille beaucoup, se levant de bon matin, on peut utilement lui donner en outre quelque aliment solide : un œuf, une côtelette, de la viande froide, etc. En somme, ce premier repas du matin est aussi utile aux enfants et aux jeunes gens qui travaillent et qui grandissent qu'il est inutile aux personnes d'un âge mûr, qui n'ont plus les mêmes besoins.

Déjeuner proprement dit. — Le repas de midi peut être copieux et doit être suffisant.

Ce repas doit comprendre au moins un plat de viande et un plat de légumes. Le premier est quelquefois remplacé par du poisson, le second par des œufs. Les viandes grillées ou rôties sont celles qui conviennent le mieux et qui sont le mieux digérées. Je repousse, comme je l'ai déjà dit, les viandes de conserve et les viandes fumées ou faisandées. Toutefois, l'estomac aime la variété, qu'on ne l'oublie pas. Les légumes verts et frais, les purées de pommes de terre ou de légumes secs sont le meilleur accompagnement de la viande. D'ailleurs, que ferions-nous sans les pommes de terre, et comment les collèges marcheraient-ils s'il n'y avait plus de haricots ?

Comme quantité : l'enfant de huit à dix ans, doit manger environ la valeur d'une bonne côtelette ou d'une aile de poulet, et comme légumes, la quantité correspondante à deux œufs ou si on veut une mesure plus précise, la portion qu'on donne au collège.

Un fruit, de la crème ou du fromage, comme dessert complètent ce repas. Le pain doit être à discrétion.

A la table du lycée, les choses se passent à peu près ainsi ; à la table de famille, quand on y est admis, il y a les hors-d'œuvre, il y a le dessert qui prolonge plus ou moins le repas, deux abus qui causent plus d'indigestions qu'on ne pense. Ce sont surtout les déjeuners et les dîners de cérémonie qui sont la pierre d'achoppement de l'hygiène des enfants, des jeunes gens et en fait de tout le monde. Un médecin [1] a dit : « Quand je vois les tables couvertes de mets, je m'imagine voir la goutte, l'hydropisie, la léthargie, et la plupart des maladies cachées en embuscade sous chaque plat. »

Goûter. — A quatre heures, un morceau de pain sec sera le meilleur goûter d'un enfant qui a faim, et qui peut le manger à la promenade ou à la récréation. On peut y ajouter un fruit mûr, des confitures ou du chocolat. Il faut toutefois que cette collation ne nuise pas au repas du soir. Les jeunes filles de nos grandes villes ont à présent leur *five o'cloch* chez le patissier : c'est un grand, un très grand danger que les mères font courir à l'estomac de leurs enfants comme au leur.

Dîner ou souper. — Autrefois la soupe était l'aliment de fond de ce repas, c'est ce qui doit être pour les enfants, jusque vers cinq ou six ans. Quand ils commencent à aller à l'école on peut ajouter progressivement un peu de viande, un petit légume ou un œuf et un petit dessert, tout en se souvenant du proverbe :

Abréger le souper allonge la vie.

(1) Addison.

L'enfant ne dîne pas à la table de famille avant six ou sept ans et même encore alors il faut se garder de le faire figurer trop tôt aux repas de cérémonie. Je sais bien que c'est souvent à cause d'eux qu'on réunit en petite fête les membres épars de la famille, mais qu'on tienne compte alors dans le même rapport des besoins de l'enfant, et qu'on ne songe pas à régaler Lucullus. Comme l'a dit Réveillé-Parise : « Ce qu'on laisse d'un dîner en ville fait plus de bien que ce qu'on en prend. »

On devra pour les repas en général, observer des heures à peu près régulières sans toutefois habituer l'estomac à une ponctualité mathématique, comme l'a exprimé Montaigne : « Il faut s'assujettir aux règles, mais non pas s'y asservir. »

III. — Des boissons.

Pendant la seconde enfance, l'enfant boit de l'eau ou de l'eau rougie (l'abondance au collège), jamais de vin pur ni de liqueurs spiritueuses, pas plus que de thé ou de café.

La bière légère, coupée d'eau ou pure quand l'âge de l'enfant le permet, convient assez aux lymphatiques et quels sont ceux qui parmi nos petits Parisiens ne le sont pas plus ou moins? Je recommande particulièrement la bière ou extrait de malt français [1], qui n'est pas alcoolisée et qui par ses

(1) Surtout l'extrait de malt français de Dejardin.

principes amers convient aux estomacs dont il faut stimuler l'appétit ou la digestion.

Je trouve qu'il est déplorable de voir des enfants que leurs parents admettent de bonne heure à la table de la famille, prendre de tous les vins, voire même des liqueurs, qui passent devant eux. Nos grands lycéens pourraient savoir cependant que Platon ne permettait l'usage du vin qu'aux éphèbes à dix-huit ans. Galien ne le donnait qu'à quatorze ans.

Le philosophe anglais Locke en imposait l'abstinence absolue aux enfants, c'était même à ses yeux une condition de bonheur. Pourquoi le bonheur n'est-il pas à ce prix? Il se trouverait encore des gens qui pourraient être heureux.

> Veux-tu, sage et discret, ménager ta santé,
> Apprends à boire peu...

dit l'école de Salerne [1], et comme l'a exprimé J.-J. Rousseau : « On n'arrose pas les fleurs avec du vin ».

Le café, le thé et l'eau-de-vie ne sont pas pour les enfants, excepté comme stimulants dans des cas particuliers dont le médecin règle la mesure. Balzac a dit que si on donnait du café à ses enfants on en ferait à vingt ans *de petites machines sèches et rabougries*.

(1) *Si vis perfecte, si vis te vivere, recte,*
Disce parum bibere.

L'*École de Salerne*, édition Charles Meaux-Saint-Marc. Paris, 1880, p. 83.

CHAPITRE V

LA VIE EN PLEIN AIR. — EXERCICE ET JEUX.

Le jeu doit être libre et surveillé.
DUPANLOUP.

I. — DE L'AIR POUR LES ENFANTS.

La campagne ou la ville. — Comme l'a exprimé un poète anglais: « Dieu a fait la campagne et l'homme a fait la ville. » La campagne sera toujours, quels que soient les progrès de la civilation, le milieu le plus propre à l'épanouissement de la fleur humaine, qui selon la poétique expression de Michelet, est « de toutes les fleurs celle qui a le plus besoin de soleil ». Là, en effet, l'astre du jour brille pour tout le monde, apportant la santé dans ses rayons. Ils le savent bien, nos convalescents et nos malades, nos enfants débiles et nos trop sédentaires écoliers, surmenés par le travail intellectuel et nos anémiques de tout âge. Mieux vaut, dit le proverbe italien, « être un oiseau des champs qu'un oiseau de cage, » et combien c'est vrai de l'enfant comme de ses amis les oiseaux ! A la ville, c'est l'air vicié par les émanations de toute sorte, depuis le miasme humain sain ou malade qui est un véritable poison, jusqu'aux odeurs impures qui s'exhalent de nos manufactures et de nos égouts; c'est l'encombrement où l'on étouffe : à la campagne, c'est l'air libre, pur et vivifiant, véritable pain de la respiration, c'est la vie calme et monotone peut-être, mais saine, plus en rapport avec notre nature que l'existence factice que nous nous sommes faite. C'est ce qui m'a fait écrire ailleurs [1] : « L'enfant des villes est en général pâle et chétif, l'enfant qui vit aux champs souvent avec moins de confort, a ce teint coloré et ce visage frais qui sont la livrée de la santé, et une constitution incomparablement plus forte. » Je disais ceci à propos du nouveau-né, et j'insistais pour qu'il vécût hors de l'atmosphère toujours insuffisante de nos appartements. De même l'enfant grandissant devra chercher au dehors, par tous les temps, l'air pur et le mouvement; je n'hésite pas à déclarer que j'aime mieux le voir s'enrhumer un peu pour être sorti pendant une journée froide que de le laisser s'étioler à la maison. Écoutez ce que dit Hufeland que j'aime à citer : « Ce devrait être pour nous une loi sacrée et inviolable que de ne pas laisser passer un seul jour sans procurer à l'enfant cette jouissance, qui est pour lui d'un si haut prix. L'habitude de le sortir ainsi régulièrement devient l'un des plus sûrs moyens d'endurcir son

[1] E. Périer, *Guide des mères et des nourrices*

corps aux intempéries atmosphériques, et d'empêcher qu'elles puissent lui nuire. Ce seul motif devrait déjà suffire pour qu'on ne négligeât pas une petite promenade au moins, chaque jour; car on ne saurait croire avec quelle promptitude le corps se désaccoutume de l'air, et il suffit de l'y soustraire pendant une huitaine de jours seulement, pour être ensuite obligé de recommencer sur de nouveaux frais. »

L'éducation en serre chaude ne formera que des sujets débiles, comme les plantes, qui bien soignés d'ailleurs, manquent de cette vie en plein air, où elles sont dans leur propre élément.

On trouve des gens, qui, par un préjugé absurde, considèrent l'aii froid comme nuisible, tandis qu'il est au contraire excellent pour un enfant, en santé bien entendu. Et je ne doute pas qu'on ne puisse, par l'habitude, faire braver toutes les intempéries de l'air à nos petits citadins comme le font naturellement les enfants qui vivent aux champs. Je suis assuré que l'air froid est un excellent tonique, qui relève et stimule les forces des sujets anémiques et lymphatiques. C'est pourquoi nos enfants des villes se trouvent régénérés à la campagne, dans les montagnes et au bord de la mer. C'est là surtout que l'appétit est aiguisé, que les forces sont doublées, et que l'exercice est réellement salutaire. Il n'y a que les enfants débiles, qui à force de précautions exagérées sont mis pieds et poings liés à la merci des refroidissements, voués aux rhumes éternels, ou aux maux de gorge périodiques, qui ne se trouveront pas bien, parce qu'ils ne pourront point le supporter, de ce changement d'air qui assure la santé des autres.

Nos jeunes gens vivent trop confinés; les enfants et les jeunes gens des deux sexes sont trop cloîtrés à la classe ou à l'atelier. Comme aux plantes pour porter du fruit, il leur faut de l'air et de la lumière. C'est l'encombrement qui tue dans sa fleur beaucoup plus d'écoliers que le surmenage intellectuel qui serait, à ce que des savants philanthropes soutiennent, la principale cause de déchéance de notre siècle. Pour ma part, je crois qu'un enfant qui aura reçu comme base de ses études ultérieures, l'assise d'une bonne santé et qui poursuivra ses études dans de bonnes conditions d'hygiène ne souffrira pas beaucoup du surmenage intellectuel. La véritable cause du dépérissement de nos jeunes gens est ailleurs : elle est dans la vie trop enfermée et dans l'action nocive des miasmes humains. L'air impur, a dit Pringle, tue plus de gens que le glaive; je dis : l'encombrement épuise nos jeunes gens plus que le travail forcé. Après la bataille d'Austerslitz, 300 Autrichiens avaient été emprisonnés dans une cave..., 260 moururent asphyxiés. Je pourrais citer d'autres faits que l'histoire ou la science fourniraient à l'appui de cette affirmation, qu'il faut de l'air pour vivre et j'ajoute de l'air pur. Les jeunes gens qui ne meurent pas asphyxiés éprouvent à la longue les mauvais effets de l'air vicié : ils deviennent anémiques, chlorotiques, phtisiques, nerveux, inaptes au travail, etc. Les mères accusent la croissance, l'abus du travail, les passions..., tout cela peut être, mais trop souvent la véritable cause c'est le manque d'air. Qu'on se le dise : les grandes fonctions de l'économie ont besoin de cet air, qu'on leur donne avec parcimonie et qu'ils réclament à pleins poumons. Écoutez ce que dit l'école de Salerne :

Respire un air serein, brillant de pureté,
Dont nulle exhalaison ne ternit la clarté,
Fuis toute odeur infecte ou vapeur délétère
Qui, montant des égouts, empeste l'atmosphère.

La campagne est le milieu le plus approprié à l'éducation physique des enfants, quand on ne peut les y élever on doit au moins les rapprocher le plus possible de cette vie saine, et pour cela les faire vivre au dehors autant que possible.

De l'exercice. — Nos enfants prendront l'air à la campagne ou dans les « squares », jardins ou promenades de nos villes, c'est quelque chose, mais il n'y aura guère que nos petits malades ou nos convalescents qu'une maladie aiguë aura épuisés qui iront s'asseoir sur les bancs traditionnels des allées : l'enfant bien portant se meut, car le mouvement est l'affirmation même de la vie. N'est-il pas vrai que tout se meut autour de nous? depuis les quatre éléments de la nature, la terre, l'eau, l'air, le feu, qui sont sans cesse en mouvement, jusqu'aux animaux et aux plantes, pour ne rien dire des planètes et des astres. L'homme serait-il le seul être qui, grâce à une éducation factice, serait amené à déroger à la loi commune?

L'exercice répété et modéré d'un muscle, ou si on veut d'un membre, le fait s'accroître : c'est le cas des muscles du bras chez le boulanger et le forgeron, et du mollet chez le danseur. Par le repos prolongé au contraire les muscles maigrissent comme si la nature voulait, par une loi d'économie, supprimer ce qui ne sert plus. Si tous les muscles du corps sont soumis à des exercices, le corps tout entier sera également développé et on ne se doute pas de la force que l'on peut acquérir par un exercice habituel. Milon de Crotone, dit l'histoire, commença par porter sur ses épaules un veau qui venait de naître, et il continua cet exercice tous les jours jusqu'à ce qu'il pût porter un bœuf. Quand nous comparons à un porteur des halles un homme du même âge qui vit dans un bureau, nous trouvons que celui-ci qui ne fait pas d'exercice a des muscles grêles et flasques, tandis que celui-là qui est toujours soumis à des travaux violents a des épaules larges, des bras énormes, et tous les muscles en général extrêmement développés.

L'enfant cherche à exercer de bonne heure ce besoin de mouvement qui est en lui, il marche d'abord en rampant, puis d'une manière plus digne de cette attitude qui nous distingue des animaux, puisque seul l'homme a la faculté de regarder vers le ciel.

De la marche. — Le bébé et le conscrit apprennent tous les deux à marcher : c'est dire combien peu on apprend cet art pendant les vingt premières années de la vie. Tout le monde sait marcher si on entend par là mettre un pied devant l'autre, mais à l'armée on ne se contente pas de cette déambulation, on veut une marche qui puisse se prolonger sans fatigue ; de même l'hygiène veut que la marche soit non une souffrance, mais un plaisir, et dès lors un exercice salutaire. Il y a trop peu de temps dans la vie du collège pour la marche comme pour tant d'autres exercices qui seraient utiles à nos jeunes gens.

L'enfant d'instinct aime la marche, il faut le laisser s'y livrer et l'y entraîner par l'attrait d'un but qu'on lui propose. Ce n'est certes pas ce qu'on offre aux lycéens dans une promenade en rangs à travers des rues étroites ou le long de routes poudreuses ! Quel intérêt ont-ils à longer les rues deux par deux, d'un pas languissant ? Ce qu'il faudrait ce serait la promenade qui a un but, la promenade à travers champs, l'excursion avec des maîtres qui sauraient lui donner de l'attrait en y prenant plaisir eux-mêmes. Après une promenade agréable qui a pour but la visite d'un château ou d'un monument, l'enfant rentrera harassé, sans doute, mais son esprit aura été intéressé et son appétit aiguisé.

La marche, la marche qui a un but, est aussi agréable qu'utile aussi bien pour les jeunes filles que pour les jeunes gens. Celles qui passent leur temps à rêver trouveront là un dérivatif excellent pour leurs pensées dont le corps se trouvera bien. Celles qui veulent être belles trouveront dans la promenade un salutaire exercice pour fortifier leurs muscles et leur donner de la souplesse et de la vigueur ; l'air leur donnera la beauté et la fraîcheur de teint qui sont si rares dans notre époque d'anémie. Si les maîtres ou les maîtresses qui ont charge de corps et d'esprit savent apprécier pour leurs élèves les avantages de la promenade et des exercices physiques, qu'ils commencent tout de suite à les faire entrer dans leurs programmes d'éducations, et ils verront que les parents n'accuseront plus « les haricots », et « l'abondance » de la pension d'affaiblir et de faire s'étioler leurs enfants.

Les excursions à la mer et dans les montagnes. — Les excursions devraient entrer pour une plus large part dans l'hygiène de nos enfants, de nos collégiens surtout. Il y aurait là un moyen excellent de détendre l'arc, c'est-à-dire de reposer l'esprit en l'intéressant à des sujets agréables, tels que la visite des lieux ou des monuments historiques, ou simplement en le faisant jouir de la nature. Une visite à la mer ou aux montagnes si agréable en été aurait son charme en toute saison, même en hiver, et le corps y gagnerait tandis que l'esprit n'y perdrait pas.

La course. — Précautions et mesure à y apporter. — L'enfant ne doit pas courir avec excès sous peine de se donner des palpitations;

c'est pourquoi les paris de courses, comme beaucoup de paris, sont dangereux. La course qui sera un jeu, un plaisir, n'aura pas d'inconvénients pour un enfant d'ailleurs bien portant. Les jeunes filles supportent moins bien en général les courses que les garçons. Toutefois je suis surpris de voir celles qui reculent devant une excursion, passer toute une nuit à valser. Quand les enfants le pourront qu'ils aillent courir à travers champs, le nez au vent, la joue empourprée sans s'inquiéter de la toilette. Cette course d'imprévu et de découverte où on ne découvre rien, donne toutefois de l'appétit et du sommeil en même temps que de la vigueur pour l'avenir.

Tant que l'enfant a besoin d'être tenu par la main il faut éviter de lui faire élever trop haut l'une ou l'autre épaule, ce qui donnerait une mauvaise attitude au membre tiraillé. Ce serait surtout à craindre si l'enfant, relativement petit, avait une bonne très grande.

Du saut. — Le saut est un bon exercice, mais qui a ses dangers quand on n'y a pas été habitué dans l'enfance.

On devra bien faire attention à la manière dont on fait sauter les Rubicons de nos rues aux petits enfants. J'ai vu souvent les bonnes et même les parents les soulever par une seule main au risque de leur casser le bras : c'est par la taille et à pleines mains qu'il faut les soulever.

Les enfants plus grands doivent en sautant tomber sur la pointe des pieds et avec souplesse, de manière à ce que les organes ne soient pas ébranlés. Des chutes sur les talons ont été souvent suivies d'accidents mortels. C'est au maître de gymnastique à enseigner aux enfants à sauter avec ou sans essor; à tomber sur un pied ou sur les deux, enfin à varier et à régler cet exercice qui peut souvent, dans un incendie, par exemple, devenir un moyen de salut.

Du chant comme exercice pour la poitrine. — La lecture à haute voix, la déclamation, le chant dans les maisons ou au grand air, sont des exercices très importants pour développer les organes de la poitrine. C'est aux mères et aux maîtres à les diriger convenablement.

Jouets et jeux. — L'enfant aime le jeu et il est dans son rôle en n'y voyant que l'attrait; l'hygiéniste y voit la satisfaction du besoin d'activité de son corps et de son esprit. « Il fault noter, dit Montaigne, que les jeux des enfants ne sont pas jeux, et les fault juger en eux comme leurs plus sérieuses actions. » Je prends donc l'enfant au sérieux dans ses jeux, et, si j'en parle ce n'est pas pour les lui réglementer et leur enlever ainsi tout attrait et toute spontanéité. Il faut au contraire laisser à l'enfant l'initiative de ses jeux, car il a en lui-même d'inépuisables ressources de variation et d'invention. On peut le diriger dans son choix, sans en avoir l'air toutefois, et lui faire aimer ce qui lui convient le mieux, en tendant devant ses désirs des pièges bien intentionnés. De cette façon la mère d'abord, les maîtres ensuite, pourront favoriser par des jeux variés et proportionnés à l'âge et aux besoins de chaque enfant, l'éducation de ses sens, le développement de ses forces et de ses facultés.

Jouets. — En fait de jouets, ce que l'enfant préfère, dit un sympathique écrivain (1), « ce n'est point le joujou neuf, serait-il d'or ou d'argent; bébé est philosophe. C'est le joujou brisé, le joujou intime qui a vécu avec lui; le vieil ami qu'il a frappé, meurtri, qui s'est laissé ouvrir le flanc sans se plaindre, qui a écouté les confidences, qu'il a embrassé de ses deux lèvres roses, en ses jours d'expansion et sur lequel ses chaudes larmes sont tombées, comme de grosses perles brillantes, à l'heure où il était ému. » Ce qui intéresse l'hygiéniste, c'est que ces jouets, qui sont si souvent portés à la bouche, ne soient pas peints avec des couleurs dangereuses. Ceux qui sont peints en rouge, en vert ou en bleu sont ceux qu'il faut le plus redouter et proscrire, s'ils ne sont point parfaitement vernis.

Après les jouets simples ou compliqués depuis le hochet jusqu'aux chemins de fer ou aux poupées articulées, viennent avec les tambours, les trompettes et les attelages à grelots, les exercices violents pour les garçons, les *rondes* pour les petites filles.

Jeux. — Les jeux intéressent le médecin qui a en vue l'éducation des enfants. Il y a des jeux qui

(1) G. Droz.

fortifient le corps et favorisent son développement; de ce nombre sont ceux qui ont pour base la marche, le saut et la course, tels que : les *quatre coins*, *cache-cache*, *Colin-Maillard*, le *saut de mouton*, les *barres*, etc. Ce dernier jeu, les barres, a laissé de bien agréables souvenirs à Legouvé.

« Je me souviens encore avec émotion, dit-il, de ces parties de barres du jeudi, qui commençaient à une heure pour ne finir qu'à la nuit, et où pendant six heures, la tête en feu, le corps en eau, la chemise ouverte, courant, criant, haletant, rageant, triomphant, je tombais le soir, à l'heure du souper, sur le banc du réfectoire, épuisé, moulu et ravi! » L'hygiène qui conspire avec les enfants pour encourager ces jeux où tout l'être s'exerce, est d'accord avec les mères pour en régler la mesure, et il change de camp aussitôt que l'enfant transforme en passion ce qui ne doit être qu'un exercice salutaire.

Parmi les jeux qui rendent agiles je cite seulement le cerceau, le cloche-pied et la corde, il y en a bien d'autres! Le premier de ces jeux, qui a traversé les siècles, est une invitation à la course réglée d'ailleurs par la nécessité de pousser et de diriger celle du *cerceau*. Les mains et les pieds, les bras et les jambes y trouvent également leur profit.

Le *cloche-pied* est un jeu dans lequel le corps cherche l'équilibre, d'où il résulte un exercice salutaire des muscles soumis à des contractions à la fois rapides et précises.

La *corde* est un jeu d'agilité cher aux filles, qui devient quelquefois dangereux quand elles en font une passion. Les doubles tours et les triples tours sont souvent la cause de palpitations.

La *balle*, le *ballon*, le *volant*, etc., sont des jeux qui développent l'adresse; les *billes* aussi, mais ce dernier jeu cher aux collégiens ne vaut pas les autres qui demandent plus d'activité de l'individu.

La *paume*, avec toutes ses variantes, constitue une série de jeux du plus grand intérêt. Ce n'est pas, en effet, seulement aux enfants qu'il est agréable, les jeunes gens, les hommes même y prennent plaisir. C'était un des jeux favoris de l'ancienne noblesse. Charles VIII allait jouer sa partie au château d'Amboise, quand il se heurta si rudement au front contre une solive qu'il en mourut, et la fameuse salle du jeu de Paume de Versailles avait vu s'exercer et s'égayer bien des gentilshommes avant de prêter asile aux députés des États généraux, qui vinrent y jurer de donner à la France une constitution en 1789. Il existe à Paris, aux Tuileries, un jeu de Paume qui a continué les traditions du passé et qui est fréquenté par le *high-life* seulement. J'ai vu là des hommes de tout âge, renouveler leurs forces par un exercice aussi actif que varié, sous la direction de mon ami M. Delahaye.

Les *boules* et les *quilles*, et toutes les variantes qu'on peut faire avec ces jeux anciens, développent l'adresse et le coup d'œil.

Le *croquet* qui intéresse aussi bien les filles que

les garçons a davantage l'approbation de l'hygiène que le *billard*, car il a lieu en plein air, et il est ainsi à la fois récréatif et hygiénique. De même le *skating*, le *lown tenis*, le *foot ball*, etc., n'ont d'attrait, au point de vue de l'hygiène, qu'en tant qu'ils ont lieu au grand air.

Les *exercices de tir* sont bien utiles pour la formation du *coup d'œil*. La poudre a détrôné l'arc; la carabine et le pistolet ont remplacé la fronde de David et l'arc de Guillaume Tell.

Le tir est une préparation à la chasse, qui est surtout pour les adolescents un exercice des plus agréables quand il ne devient pas dangereux. C'est presque le couronnement des jeux des garçons, que la chasse, car elle développe à la fois la force, l'agilité, l'adresse, le coup d'œil, l'attention, etc. Les parents pusillanimes pourront permettre à leurs enfants la chasse plus inoffensive aux papillons.

Cependant comme personne ne songe a donner à son fils la *chasse* comme profession, puisque les Nemrod sont un anachronisme dans notre siècle, pourquoi ne pas enseigner aux enfants, à titre de distraction, un métier intéressant? J'ai de jeunes amis qui font la *photographie*. J.-J. Rousseau et Loche conseillaient la *menuiserie* et le *jardinage* (1), d'autres ont vanté la *reliure* : c'est aux enfants à choisir et aux parents à conseiller.

(1) C'est le jardinage qui occupe et intéresse tant les enfants dans les *Kindergarten* de Frœbel en Suisse et en Allemagne.

Jeux d'esprit. — Qui ne sait combien les *charades*, les *jeux devinatoires*, les *comparaisons*, les *pourquoi* et les *parce que*, les *métiers*, les *mots prohibés*, etc., favorisent le développement des facultés?

Le *domino* qui intéresse les gens de tout âge est particulièrement cher aux grands collégiens : il leur enseigne au moins à réfléchir ; le *trictrac*, de même, quelque part que l'on fasse au hasard, exerce le jugement et donne de la décision ; le *jeu de dames* prépare aux *échecs* un jeu qui met en activité toutes les facultés de l'esprit.

Si je m'arrête avec une certaine complaisance sur les jeux, c'est que j'y trouve tout un programme d'éducation du corps et des facultés que le génie des mères saura bien développer pour instruire sans en avoir l'air.

CHAPITRE VI

GYMNASTIQUE ET ARTS ACADÉMIQUES.

« Il faut que le corps ait de la vigueur pour obéir à l'âme; un bon serviteur doit être robuste. »

J.-J. ROUSSEAU.

I. — GYMNASTIQUE.

De l'utilité de la gymnastique pour le développement des enfants. — La gymnastique peut être définie : l'éducation des muscles, c'est-à-dire des parties actives de notre corps. Certainement dans le chapitre précédent on a vu les enfants faire de la gymnastique, comme M. Jourdain faisait de la prose, sans le savoir, mais cette gymnastique naturelle, si elle rend fort et vigoureux, ne rend pas adroit ni n'exerce tous les muscles. En un mot, ce n'est pas une éducation qui forme, développe, discipline le corps.

L'exercice est la condition de la vie et de la prospérité des muscles, car la nature comme je l'ai déjà exprimé, par une loi d'épargne, semble vouloir se débarrasser de ce qui ne sert plus : le secret consiste à savoir donner à chaque âge et à chaque tempérament les exercices qui leur conviennent.

Les anciens comprenaient bien, il faut l'avouer, l'éducation du corps ; sans savoir même comme nous le savons aujourd'hui ce que c'est qu'un muscle, mais sentant bien le besoin qu'on avait de bras et de jambes solides, on développait, par une éducation vigoureuse, les forces, l'agilité et l'adresse des jeunes gens. Les écoles ne s'appelaient pas pour rien des gymnases, et cette dénomination a été conservée ou rétablie dans certains pays tels que la Suisse, la Suède, l'Allemagne, etc. Nous ne sommes plus au temps où les forces physiques étaient plus que tout le reste ; mais les muscles ne servent pas seulement à attaquer ou à se défendre, ils servent à marcher et à agir. L'école est devenue aujourd'hui le vestibule de la caserne et la vie du collège le prélude de la vie des camps; or, je le demande, quels soldats fera-t-on de ces enfants qui s'étiolent courbés sous le faix d'exercices purement intellectuels?

« Quand le muscle va, tout va » dans la machine humaine. Le muscle, en effet, vit, respire, agit; il peut être comparé à un poumon en petit; le faire bien fonctionner c'est assurer le fonctionnement de tout l'être. Ainsi donc la santé et la beauté même, considérée comme régularité des formes et des traits, dépend de l'éducation des muscles, qui constituent en poids les deux tiers de notre organisme. En les développant on donne à l'individu la force, l'agilité et l'adresse qu'il est susceptible d'acquérir par une éducation bien dirigée. Nos enfants, filles et garçons, devront donc faire de la gymnastique. Ce sera une excellente préparation au développement de l'esprit et une diversion aux travaux intellectuels.

« Voulez-vous cultiver votre intelligence », dit Rousseau, « cultivez les forces qu'elle doit gouverner. Exercez continuellement votre corps, rendez-le robuste et sain pour le rendre sage et raisonnable ; qu'il agisse, qu'il coure, qu'il crie, qu'il soit toujours en mouvement, qu'il soit homme par la vigueur, il le sera bientôt par la raison ».

Je dirai quelques mots de la gymnastique *libre* qui, plus que la gymnastique *avec appareils*, s'adresse à la seconde enfance.

La gymnastique libre suffit pour la seconde enfance. — S'il faut que nos enfants fassent des exercices gymnastiques, le plus tôt sera le mieux. Dès l'âge de six ou sept ans, à l'entrée à l'école, on commencera par les exercices les plus simples : la marche et la course, la promenade sans contrainte ni fatigue, avec l'attrait comme stimulant et la liberté comme mesure ; ce n'est encore qu'un jeu en réalité comme la première initiation intellectuelle. On comprend que pour des exercices un peu réguliers, j'oserais dire classiques, il faut que la constitution des enfants soit assez solide pour les supporter, et il n'est pas moins nécessaire qu'ils soient eux-mêmes dociles pour obéir aux commandements qui ont quelque chose de militaire. Les petites filles ont, comme les petits garçons, besoin d'assouplir, de fortifier et de discipliner leurs muscles; toutefois il est entendu qu'il n'est pas nécessaire de les soumettre à cette gymnastique de tours de force qui leur donnerait un air masculin dont elles n'ont que faire; les filles n'ont rien à gagner à des qualités qui sont peu en harmonie avec leur nature. Vers dix ou douze ans les enfants apprendront à exécuter les mouvements en tous sens de la tête et des reins, des bras et des jambes sans efforts violents et sans contorsions; on les exercera à développer le *poignet*, à se suspendre par les mains, ce qui peut avoir son application dans une situation périlleuse; ils s'essayeront à la lutte et ainsi développeront la force des *jarrets* et la force des *reins*. Chez les filles le but qu'on doit surtout se proposer, c'est de combattre les attitudes vicieuses en fortifiant, par des exercices appropriés, les muscles qui restent grêles, et de développer surtout leur poitrine, ce qui est un moyen de prévenir la phtisie.

Pour les garçons, plus ils feront de la gymnastique, mieux cela vaudra. Toutefois les leçons de gymnastique devront être courtes et ne pas être prises sur les récréations déjà trop rares, mais bien sur le temps trop long consacré aux études.

La durée des exercices gymnastiques pour des enfants au-dessous de quatorze ou quinze ans ne saurait dépasser une demi-heure par jour; dès qu'ils produiront de la fatigue, il faut les suspendre ; à cette condition les exercices bien surveillés et convenablement dirigés auront une influence salutaire. Dans aucun cas ils ne devront être une cause de *surmenage physique* comme les programmes scolaires sont devenus une cause de surmenage intellectuel. « Il faut », dit le Dr Guillaume (1), « que les exercices aux engins diminuent, que les tours de force et de casse-cou cessent complètement et soient remplacés par les exercices libres et rationnellement combinés et variés, afin que tous les groupes de muscles fonctionnent d'une manière harmonique, et que les leçons deviennent pour les élèves de véritables jeux amusants et récréatifs. »

Je ne parlerai pas des exercices avec appareils fixes, qui sont, si l'on veut, le complément de l'éducation gymnastique des garçons (les filles n'en ont que faire), mais ils ne conviennent qu'aux adolescents, après la seconde enfance (2).

Seuls les exercices avec appareils mobiles, tels que les haltères et les mils d'un poids modéré peuvent convenir aux enfants et rendre de réels services quand ils sont bien conduits par un maître expérimenté. Comme le dit Jules Simon, ce qu'il faut surtout aux enfants qui font de la gymnastique, c'est un bon maître. « Mais un bon maî-

(1) *Hygiène scolaire*, Genève 1865.

(2) Je reviendrai sur ces exercices dans un ouvrage ultérieur où je décrirai l'hygiène de l'adolescence.

re », dit-il, « ce n'est pas la même chose qu'un bon clown. Il importe peu que ce soit un habile coureur, qu'il puisse faire des sauts prodigieux en hauteur ou en largeur, et monter à une échelle avec une seule main. S'il est capable d'opérer ces merveilles, ce que nous lui demanderons avec instance, c'est d'en épargner la vue à nos enfants. Son vrai mérite doit être de connaître un peu la structure du corps humain, de savoir proportionner la fatigue à la force, de se préoccuper de la santé et de la constitution de chacun de ses élèves en particulier, d'avoir un esprit inventif et de la bonne humeur pour rendre les leçons attrayantes. Il doit être un peu médecin lui-même, mais surtout être plein de déférence pour le médecin, et le consulter fréquemment soit sur l'ensemble des exercices, soit sur ce qui convient particulièrement à ceux de ses élèves dont la santé est chancelante. Qu'il soit attentif à pousser la fatigue jusqu'au point où elle cesse d'être un plaisir et devient une maladie (1) ».

A Paris on commence à aimer la gymnastique, et il suffit de visiter les gymnases de M. Paz ou de M. Lopez, pour n'en citer que deux dont l'installation ne laisse rien à désirer, et d'y voir à certaines heures affluer des enfants de tout âge, pour se rendre compte de la part importante que l'on fait à la gymnastique dans l'éducation. J'ai eu souvent l'occasion d'adresser à M. Lopez des enfants arrêtés

(1) J. Simon, *La réforme de l'enseignement secondaire.*

dans leur développement, des petites filles dont la taille avait souffert d'attitudes vicieuses ; j'ai prescrit des exercices en rapport avec les besoins des enfants dont tel groupe de muscles devait être exercé plus que d'autres, et je dois dire que j'ai vu l'harmonie s'établir comme par enchantement sous l'influence de la bonne direction donnée aux mouvements et aux exercices.

Si la gymnastique pénètre enfin dans nos habitudes, si elle prend pied dans nos écoles et dans nos collèges, si les maîtres savent en inspirer le besoin et le goût aux élèves, nous rentrerons dans la bonne voie de l'éducation, celle où les différentes parties de notre être trouveront une culture et des soins équitables. Un Diogène ne pourra plus dire : « Si le corps appelait l'âme en justice, il l'aurait bientôt convaincue de mauvaise administration ».

II. — Des bataillons scolaires.

Je ne voulais pas parler des bataillons scolaires parce que cette question sort de l'hygiène individuelle et ressortit des directeurs de l'enseignement, mais j'ai été amené à en dire un mot pour combattre les préjugés qui ont cours dans le public. Un père de famille qui sort de mon cabinet, à l'instant où j'écris, est venu me demander un certificat constatant que son enfant est trop faible pour faire partie des bataillons scolaires, dans lesquels on l'a enrôlé malgré lui. « Mais, lui dis-je, c'est justement le meilleur moyen d'obtenir que votre fils fasse de l'exercice sous la surveillance d'un bon professeur de gymnastique et ainsi se fortifie. » J'ai eu toutes les peines du monde à convaincre ce brave père de famille de la nécessité pour son fils de ne pas éluder les exercices physiques qui sont dans le programme du collège où il l'a mis. Comme ce n'est pas le premier cas de résistance que je rencontre, je n'hésite pas à donner mon opinion aux familles et je leur dis : félicitez-vous d'avoir à votre disposition des professeurs chargés de donner à vos enfants, avec des connaissances qui en feront des hommes instruits, la manière de développer leur corps pour en faire des mères capables d'élever leurs enfants, des hommes valides, des soldats et des citoyens capables de défendre leur patrie et de la servir.

Si tous nos enfants sont destinés à passer sous les drapeaux, il est utile de les initier de bonne heure, par une éducation militaire au moins ébauchée, à la carrière qu'ils devront embrasser, bon gré, malgré, pendant un temps plus ou moins long. Les exercices militaires qui entrent dans le programme des bataillons scolaires, commencés vers douze ans et continués pendant tout le temps de la scolarité et jusqu'à l'âge du service militaire, ne peuvent que recevoir l'approbation de l'hygiène, mais le bon sens veut que ces exercices restent dans les limites de l'utile et ne soient pas une affaire de parade qui jetterait sur leur institution un véritable discrédit.

Dans le programme des bataillons scolaires il y a

une partie purement gymnastique : c'est la marche au pas, c'est la course réglée, ce sont les évolutions méthodiques, etc. ; à ceci personne n'a rien à objecter; mais il y a une partie technique, celle qui consiste dans le maniement du fusil, qui a soulevé des critiques. Ces critiques ne seraient fondées que si nous étions avant 1871, mais depuis nous avons appris à nos dépens que si on veut avoir une armée bien préparée, ce n'est pas un tort que de commencer de bonne heure l'éducation des soldats qui devront la composer. Ces soldats de l'avenir sont aujourd'hui à l'école ou au collège, à l'atelier ou dans la rue, il faut les grouper et les exercer, les former, les discipliner : plus tard le joug leur paraîtra moins lourd s'ils ont appris à le porter de bonne heure.

Les collégiens acceptent le fusil avec plaisir, et les exercices variés que comporte son maniement ne peuvent que les intéresser et diminuer les chances d'accidents de chasse en initiant les jeunes gens à la manière de les éviter. Les marches sont utiles pour développer les forces musculaires, les exercices favorisent la rectitude de la taille, enfin le port du sac aide à rejeter les épaules en arrière et à évaser la poitrine : autant d'avantages dont il ne sera jamais trop tôt de faire bénéficier nos enfants.

III. — Arts académiques.

Les *Arts académiques* sont, pour ainsi dire, l'ornement de l'éducation des muscles, ce sont : l'équitation, l'escrime, la natation et la danse.

Équitation et vélocipède. — L'équitation est un exercice agréable autant que salutaire qui devrait se généraliser davantage. Elle joue un rôle bien démontré dans le développement du poumon, au point que des jeunes gens faibles ou qui étaient menacés par la phtisie lui ont dû de recouvrer une excellente constitution.

L'équitation convient également aux deux sexes. Chez les filles à l'approche de la puberté, cet exercice favorise l'établissement de la nouvelle fonction; mais toutes les petites filles n'ont pas le luxe d'un cheval.

Le vélocipède ne vaut pas le cheval, mais il le remplace bien pour la rapidité de la course quand il est bien dirigé et il forme à l'équilibre mieux que tout autre exercice.

D'ailleurs l'un et l'autre de ces exercices ont des avantages qui leur sont communs, c'est qu'indépendamment de l'obligation de faire des mouvements, on y trouve celui du grand air fendu avec rapidité, et l'entraînement d'un véritable plaisir. Aujourd'hui on voit à Paris des « sociables » où l'agrément de la compagnie s'ajoute à celui de la promenade. Enfin, récemment l'armée a fait l'essai des vélocipèdes, qui pourront peut-être devenir utiles en temps de guerre pour le service des dépêches. Les vélocipédistes arrivent à dépasser la vitesse d'un bon cheval sans éprouver eux-mêmes une grande fatigue.

L'escrime. — L'escrime est un exercice excellent à bien des points de vue : il fortifie tous les muscles, car tous y sont plus ou moins intéressés, il évase la poitrine, rectifie les attitudes vicieuses, forme le coup d'œil et en réalité met en activité tous les sens et aussi la plupart des facultés de l'esprit. On ne fera guère commencer l'escrime aux enfants que vers treize ou quatorze ans.

Les muscles des bras et des jambes sont à la fois fortifiés et assouplis, les reins prennent plus d'élasticité, les épaules s'effacent, la poitrine s'élargit et se développe au double profit de la santé et de la noblesse du port et de l'allure. Si l'escrime rend les enfants et les jeunes gens batailleurs comme on le croit, elle les prépare en tout cas à la vie militaire qui doit commencer bientôt.

La natation. — La natation, qui est peut-être le plus négligé des arts gymnastiques, est cependant le plus utile non seulement pour le marin, mais pour tout le monde.

Nous sommes loin de l'éducation des anciens, qui mettaient au même niveau de discrédit, l'homme qui ne savait pas lire et celui qui ne savait pas nager (1) ! Beaucoup de gens parmi nous cumulent cette double lacune. Quand on pense qu'il y a des marins de profession qui ne savent pas nager et qui se noieraient infailliblement s'ils se trouvaient dans un naufrage ! Mais s'il est déjà triste pour un

(1) *Neque litteras didiscit nec natare!*

homme de se noyer pour n'avoir pas appris à nager, n'est-ce pas douloureux de ne pouvoir sauver un malheureux qui implore le secours? Les parents ont toujours une objection à opposer à ce qu'ils ne veulent pas faire pour leurs enfants; c'est ainsi qu'ils ne veulent pas leur faire apprendre à nager, de peur qu'ils se noient en apprenant ! J.-J. Rousseau a dit à leur adresse : « Que votre enfant se noie en apprenant à nager ou pour n'avoir pas appris, ce sera toujours votre faute. »

Que les parents enseignent donc à leurs enfants, filles et garçons, à nager. C'est un exercice à la fois salutaire et agréable que la natation : il favorise le jeu de tous les muscles, de la respiration, de la circulation du sang, de la digestion, de toutes les fonctions de l'économie enfin, mieux encore que les ablutions ou les douches.

L'hygiène voudrait voir, dans les villes, des bassins de natation convenablement aménagés qui permissent en automne et en hiver le plaisir d'un exercice malheureusement limité à une saison de l'année.

Les jeunes Anglais ajoutent à la natation la manœuvre de l'aviron (rowing), qui constitue un exercice excellent et très favorable au développement du corps.

Danse. — La danse tend de plus en plus à disparaître, elle n'est plus enseignée aux soldats comme autrefois. Dégagée des frivolités qui s'y ajoutent et considérée comme un simple exercice des muscles, elle donne de la souplesse et de la désinvolture. Toutefois si l'hygiène approuve l'exercice, elle ne veut pas que des jeunes filles passent la nuit à valser à demi vêtues dans des salles tantôt surchauffées, tantôt, au contraire, ouvertes à tous les courants d'air, où l'on respire un air impur sans parler de la poussière qui s'y ajoute forcément et d'où l'on se retire fatigué par la danse et par le manque de sommeil aux heures accoutumées, pour s'exposer au froid du dehors. Que de maux de gorge, de bronchites, de fluxions de poitrine, de phtisies, contractées à la suite de ces prétendues parties de plaisir!

Pour ma part, quels que soient les avantages qu'on se plaise à reconnaître à la danse, je lui préfère les exercices au grand air, toutes choses égales d'ailleurs, et je ne crois pas, avec le maître à danser du *Bourgeois gentilhomme*, que tous les malheurs, dans un État, puissent venir de l'oubli de cet art.

CHAPITRE VII

HYGIÈNE ET ÉDUCATION DES ORGANES DES SENS.

« Exercer les sens n'est pas seulement en faire usage, c'est apprendre à bien juger par eux. »

(J.-J. Rousseau.)

Considérations générales. — Comme l'a dit Montaigne : « Nous ne sçaurions non plus qu'une pierre, si nous ne sçavions qu'il y a sons, lumière, saveur, mesure, poids, mollesse, dureté, aspreté, couleur, polisseures, largeur, profondeur » ; ces impressions de son, de lumière, de goût, d'odeur, de toucher, nous les avons par les organes des sens, qui sont comme autant de fenêtres par lesquelles l'âme regarde ce qui se passe au dehors [1]. Non seulement les sens, véritables pourvoyeurs de l'esprit, nous apportent les impressions de ce qui nous entoure, mais ils jouent le rôle de sentinelles avancées qui nous avertissent du danger et contribuent ainsi à notre sécurité. Ceci est surtout vrai pour les animaux et pour l'homme à l'état primitif. On sait, en

(1) Saint Basile.

effet, quel développement remarquable prend tel ou tel sens suivant les besoins et les circonstances. Mais si l'exercice d'un sens le développe, il est donc nécessaire d'appliquer à chacun l'éducation et de le faire de bonne heure, comme on le fait pour un enfant. « Exercer les sens, ce n'est pas seulement en faire usage, c'est apprendre à bien juger par eux », c'est apprendre pour ainsi dire à sentir : car nous ne savons ni toucher ni entendre, que comme nous avons appris [1]. A l'âge tendre dont je trace l'éducation, on peut obtenir ce qu'on veut par l'exercice d'organes qui ont toute leur souplesse et qui sont neufs qui, plus tard, quand ils auront pris une fixité de formes définitive, ne pourront plus se prêter à une pareille gymnastique.

Ce n'est pas tout, on retrouve encore ici cette loi que j'ai déjà énoncée à propos de l'exercice des muscles, à savoir, que la nature, qui est économe, tend à supprimer ce qui ne sert pas : les sens qui ne sont pas exercés perdent de leurs qualités. Cette raison suffit pour faire comprendre aux parents et aux éducateurs l'importance qu'il y a à ne pas abandonner à elle-même, à laisser au caprice ou au hasard l'éducation des sens, qui d'ailleurs est plus complexe qu'on ne le pense, car, comme celle d'un enfant, elle a un côté physique, un côté intellectuel et un côté moral. C'est ce qui a fait dire : « Un sens est un enfant à élever [2]. »

(1) J.-J. Rousseau, l'*Émile*, liv. II.
(2) Fonssagrives.

Conditions premières de l'éducation des sens. — Il y a, comme première condition du succès, l'intégrité des organes et des fonctions : si un sujet est sourd ou aveugle de naissance, s'il y a un vice constitutionnel d'un des organes, on n'obtiendra rien de cet organe, et cependant tout le monde sait qu'on donne aux sourds-muets une certaine éducation, qu'on apprend à lire aux aveugles... par la merveilleuse ressource de compensation : dès qu'un sens est impuissant, les autres sont plus actifs. Cette solidarité entre les organes des sens devient une ressource d'assistance précieuse qui fait qu'un sens est suppléé par ceux qui semblent avoir le moins de rapport avec lui ! C'est pourquoi on doit de bonne heure exercer l'enfant à contrôler par un sens la notion donnée par les autres. Il aura ainsi une connaissance plus exacte des choses, et il développera ses sens d'une façon plus complète et plus harmonique.

Une règle d'hygiène s'applique à chacun des organes des sens comme elle s'applique au corps tout entier : c'est la propreté. Si c'est là la condition première du bon fonctionnement de la peau (²), c'est aussi celle du bon exercice des sens.

Les cinq sens (ai-je besoin de les énumérer) ? sont le toucher, le goût, l'odorat, l'ouïe et la vue.

Du toucher. — La peau qui entoure le corps humain constitue une membrane sentante qui re-

(¹) Voyez 2e partie, *La propreté*, p. 52.

cueille avec une délicatesse infinie les impressions du toucher et les transmet au cerveau qui les juge. La main est son organe spécial, allant volontairement à la recherche des objets. C'est une sentinelle active qui sert à l'individu pour se rendre compte de ce qui l'environne. J.-J. Rousseau l'a dit, « les jugements du toucher ou du tact sont les plus sûrs parce qu'ils sont les plus bornés ; car en s'étendant aussi loin que nos mains peuvent atteindre, ils rectifient l'étourderie des autres sens qui s'élancent au loin sur des objets qu'ils aperçoivent à peine, au lieu que tout ce qu'aperçoit le toucher il l'aperçoit bien. »

Il est donc bien important non seulement de conserver au toucher autant que possible toute sa délicatesse, mais même de l'augmenter par l'éducation. Or, cette éducation peut beaucoup, je n'en veux pour preuve que le degré de finesse qu'il peut acquérir chez les sourds-muets ou chez les aveugles de manière à suppléer dans une certaine mesure l'ouïe ou la vue. On connaît des musiciens qui, devenus sourds, éprouvent toutes les impressions de la musique en recueillant par la main les vibrations de la table d'harmonie d'un instrument à cordes. Je connais personnellement un aveugle qui est accordeur de pianos, et il y en a qui font des travaux de marqueterie d'une grande complexité de détails et de couleurs. On en cite un qui, grâce à des impressions de température, distinguait le moment exact où le soleil était caché par les nuages, et qui, habile numismate, distinguait, par le toucher, les médailles vraies des fausses.

Ces faits indiquent qu'il est possible de former, d'éduquer, de développer les sens.

Pour assurer la finesse du toucher, il faudra donner à la peau les soins hygiéniques déjà indiqués à propos de la propreté du corps.

La peau de l'enfant est fine et délicate, on doit éviter de l'irriter et la protéger contre les changements de température. J'ai dit comment les lotions froides pratiquées à propos pourraient permettre d'atteindre ce but.

On devra de bonne heure habituer l'enfant à juger, par le contact de la main, du degré de solidité, de résistance, de poli ou de rugosité, de poids, de forme des objets. Il est bon de les accoutumer à se servir de leurs doigts et de leurs deux mains. Il y a toute une éducation à faire de la main gauche pour lui donner l'habileté de la main droite et la sortir de son infériorité relative.

Il faut garantir les mains contre les injures du froid en hiver, et si elles sont le siège de coupures ou de piqûres, surtout alors on évitera l'action de l'air qui favoriserait le développement d'abcès ou d'érysipèles. Le froid produit, surtout chez des sujets débiles, les engelures, souvent suivies de crevasses. (Le meilleur traitement préventif consiste à recouvrir la partie qui en paraît menacée d'une couche de collodion.)

Chacun sait que la peau est constituée par deux

membranes unies ensemble : la plus importante, profonde et épaisse, s'appelle le derme, l'autre, extérieure, qui la recouvre d'un feuillet mince, est l'épiderme. Tandis que l'épiderme est insensible, le dernier est au contraire très sensible et constitue le toucher. Nous sentons à travers l'épiderme qui agit comme une membrane protectrice, d'où la douleur vive que l'on ressent quand la peau est dénudée par un vésicatoire, une brûlure, etc.

Lorsque la peau des pieds ou des mains s'épaissit par des frottements répétés, la délicatesse du toucher y perd. Il faut donc mettre la peau à l'abri des frottements durs. On évitera ainsi les cors et les durillons que les enfants auront le temps de contracter plus tard !

Les pieds, surtout faits pour la station debout et la marche, sont trop utiles pour qu'on n'en prenne pas bien soin. J'ai dit à propos des chaussures combien il était important qu'elles fussent faites sur mesure et assez grandes pour ne pas gêner les pieds et produire des cors. J'ai aussi parlé d'un autre accident qu'on appelle l'ongle incarné, je n'y reviens pas.

Du goût. — Le sens du goût a son siège dans la bouche particulièrement sur la langue à l'entrée du tube digestif, comme une sentinelle qui l'avertit de la nature et de la qualité des aliments [1]. Sens admirable qui permet à des personnes exercées

[1] Voyez Dalton, *Physiologie et hygiène des Écoles*, trad. par Acosta.

de faire de véritables analyses des substances telles que les vins et les liqueurs.

Il y a une mémoire du goût comme il y a une mémoire de tous les sens. Ce sens peut se trouver émoussé par les irritations dont la bouche est le siège. Pour cette raison les enfants doivent prendre l'habitude de se laver la bouche non seulement le matin, mais encore après chaque repas.

Il est inutile de développer le goût de l'enfant en flattant sa gourmandise, car il est peut-être plus porté à ce défaut qu'à beaucoup d'autres. Il faut au contraire lui apprendre de bonne heure à être sobre : le goût habitué trop tôt aux bonnes choses se blase, et perd peu à peu sa délicatesse. De même on évitera d'offrir aux enfants les mets épicés, les liqueurs fortes, et les boissons trop chaudes ou trop froides. Les répugnances que certains enfants ont pour tel ou tel aliment qu'il nous semble naturel de leur offrir tiennent quelquefois à un caprice, mais le plus souvent elles sont causées par un dégoût invincible de l'estomac qu'il faut respecter; violenter l'enfant c'est courir le risque de le rendre malade.

De l'odorat. — Le sens de l'odorat a son siège sur la membrane qui recouvre les narines, où elle est admirablement protégée par le nez.

Ce sens est encore une sentinelle pour l'estomac; de même que le goût, il l'avertit de la mauvaise qualité des aliments, comme aussi il remplit pour la respiration un office analogue et prévient les accidents que causerait la respiration de gaz méphytiques.

Il est indispensable pour le bon fonctionnement de l'odorat que le nez soit parfaitement propre. Les enfants devront éviter d'y porter sans cesse leurs doigts ou d'y introduire des corps étrangers tels que noyaux de fruits, cornets de papier, porte-plumes, etc.

Ils devront aussi être dressés à se moucher sans violence avec un mouchoir souple doux et propre.

L'abus des parfums est nuisible à la finesse de l'odorat; c'est ainsi que les priseurs perdent l'usage de ce sens.

Les odeurs fortes fatiguent la tête et font quelquefois perdre connaissance. Signaler ces accidents c'est indiquer qu'on ne doit pas laisser les enfants se servir de parfums et surtout faire séjourner des fleurs dans leur chambre à coucher.

Il est bon d'habituer les enfants à réfléchir sur les sensations que leur donne l'odorat et de développer chez eux la mémoire des odeurs ainsi que l'aptitude à les distinguer entre elles et à les rapporter à ce qui leur donne naissance.

De l'ouïe. — Pour que l'ouïe s'exerce bien, il faut d'abord la perfection physique de cet organe, qui est très complexe et très délicat dans sa structure. Je ne parle pas des imperfections originelles ou héréditaires qui compromettent à jamais l'audition, mais il faut savoir que beaucoup de surdités chez les enfants tiennent à une sensibilité particulière aux changements de température, ce qui provoque des rhumes de cerveau ou des maux de gorge en permanence. C'est non dans l'excès des précautions d'une éducation molle, mais dans l'endurcissement par l'eau froide qui se trouve l'unique remède.

Je rappelle que souvent le défaut de propreté amène la formation dans le conduit de l'oreille de dépôts de cérumen qu'il suffit d'enlever pour rendre l'acuité normale de l'ouïe. J'ai ainsi guéri plusieurs sourds et qui n'étaient pas tous des enfants.

Il est important de ne pas laisser comprimer le pavillon de l'oreille par les coiffures qui en l'aplatissant diminuent la perfection de l'ouïe. L'expérience a démontré que le pavillon doit être écarté de la tête et faire avec elle un angle de 30° pour offrir à la collection des sons le plus d'avantages. Sans parler des animaux qui ont l'ouïe si parfaitement développée, grâce justement à la disposition de l'oreille, on a remarqué que les sauvages qui acquièrent une acuité remarquable de l'ouïe ont de même le pavillon de l'oreille plus développé et plus convenablement incliné.

La finesse de l'ouïe varie suivant les sujets mais surtout suivant l'éducation, l'exercice ou la non activité de cette fonction.

La délicatesse, la justesse de l'ouïe si remarquables chez les musiciens, augmente sans doute par un exercice convenable.

Il est bon, pour exercer l'ouïe des enfants, de les

habituer à suivre le plus loin qu'ils le pourront un son quelconque, l'écho par exemple de leur cri quand la disposition des lieux le permet, le tic-tac de la montre qu'on éloigne progressivement de l'oreille jusqu'à ce qu'elle ne soit plus entendue. Les enfants qui s'amusent de tout, se prêtent bien à cet exercice. La finesse de l'ouïe peut avertir d'un danger et aussi rendre service dans certaines professions comme dans celle du médecin par exemple.

La mémoire de l'ouïe est bien merveilleuse chez certains sujets. Je connais un jeune homme qui écoutant un air quelconque peut, rentré chez lui le jouer à peu près bien sur le piano. Je ne puis m'arrêter ici sur l'éducation musicale de l'ouïe, c'est un art bien défini qui a ses règles et ses procédés.

Toutefois, il y a une éducation de la voix parlée comme du chant et aucun écolier, qui sera peut-être un jour orateur, ne devra négliger cet art, qui consiste à mettre la parole en harmonie avec la pensée et avec le geste.

Il y a à Paris, à la Sorbonne, des cours de diction; c'est excellent. Il est utile que nous apprenions à parler et à lire autant qu'à écrire. Mais il faudrait commencer par les maîtres, qui gardent souvent un accent rappelant leur pays d'origine, sans parler de ceux qui gasconnent, nasillent ou chantent en parlant. Ce n'est pas toujours aussi gai pour le maître que pour les élèves qui s'amusent à ses dépens.

De la vue. — Je n'apprends rien à personne en disant que l'œil est un instrument très complexe, merveilleux dans son ensemble et dans ses détails. C'est la lampe du corps, lampe fragile qu'il faudrait entourer de soins et qu'on ne ménage en rien.

S'il y a tant de taies, tant d'ophthalmies ou d'autres affections oculaires chez les enfants, c'est par manque de soins; s'il y a tant de myopes de bonne heure sur les bancs du collège, c'est par manque de ménagements; il faut apprendre aux enfants à ménager leurs yeux comme de précieux auxiliaires.

L'organe est quelquefois naturellement faible, par la mauvaise santé des sujets, d'où une vue courte, mais qu'on peut rétablir par des soins généraux et aussi en habituant l'enfant à regarder des objets de plus en plus éloignés; voyez à quelle distance sont capables de voir nettement les marins et les paysans qui ont sans cesse l'occasion de porter leurs regards sur des objets placés à de grandes distances. Voyez au contraire le savant penché sur son livre ou sur son microscope. Comme il devient bientôt myope. Ceci est d'observation journalière.

La promenade et l'habitude de regarder au loin sont très utiles pour augmenter la portée de la vue. On fera bien d'y exercer les enfants.

Il faut former l'œil à s'adapter rapidement aux distances auxquelles se trouvent les objets, de manière à les voir distinctement. Il se produit dans l'œil qui s'adapte aux distances ce qui se passe dans une longue vue que l'on raccourcit ou que l'on allonge suivant la distance au point auquel on veut l'adapter. Si cette adaptation se fait mal on a, soit la myopie qui fait qu'on ne voit que les objets rapprochés, soit la presbytie qui, au contraire, ne permet de distinguer que les objets éloignés.

La myopie augmente parmi la jeunesse des écoles et surtout parmi celle des villes où la vue est toujours trop limitée, à la maison, à l'école, dans la rue, partout enfin.

L'exiguïté des appartements, des classes ou des salles d'étude et des cours, l'éclairage insuffisant ou défectueux, la mauvaise disposition des tables et bancs scolaires, les livres imprimés avec des caractères trop fins, une encre trop pâle, un papier trop blanc, sont autant de causes qui conspirent avec la vie trop séquestrée et avec la trop grande assiduité au travail pour produire la myopie. Signaler la cause de cette affection c'est indiquer le meilleur moyen de la prévenir. Qu'on modifie tous ces détails matériels. Avec des salles vastes et convenablement éclairées, des préaux que ne rétrécissent pas quatre murs blanchis, des pupitres convenablement inclinés et des bancs correspondant à la taille des enfants, des caractères typographiques gros, de l'encre noire sur un papier teinté de jaune, on obtiendra déjà d'excellents résultats; qu'on ne laisse pas trop longtemps les enfants penchés sur leur papier ou les jeunes filles sur leur broderie, qu'on surveille leurs attitudes pendant le travail, et certainement on préviendra la myopie dans beaucoup de cas.

Si un enfant est déjà myope, on peut le guérir.

Il y a l'emploi de lunettes appropriées : c'est affaire de l'oculiste, je n'en parle pas. Il y a un procédé à la portée de tous qui consiste dans le petit exercice suivant. L'enfant est appuyé le dos au mur dans une position fixe. On met devant lui un pupitre mobile, un livre avec des caractères convenables qu'il puisse lire à la distance à laquelle il distingue facilement les mots, et on éloigne peu à peu le livre et le pupitre à mesure que l'œil s'habitue à voir distinctement les mots de plus loin jusqu'à ce qu'on ait atteint la distance de la vue ordinaire 25 à 30 centimètres.

Si l'enfant tend à devenir presbyte, c'est-à-dire à ne bien voir que les objets un peu éloignés, on y portera remède par une méthode inverse, c'est-à-dire en rapprochant les objets insensiblement jusqu'à la limite de la vision ordinaire.

Ce que je dis là pour les écoliers s'applique également aux jeunes apprentis qui deviennent myopes dans l'exercice de leur métier (horlogerie, dessin, broderies, etc.), je n'insiste pas.

Il y a une mémoire de la vue qu'il est important d'exercer chez l'enfant, elle comprend la mémoire des formes, des couleurs, des dimensions, des rapports des divers objets entre eux ou des diverses parties d'un même objet. Il importe de développer cette mémoire merveilleuse qui nous rend tous les jours de grands services. Elle est très développée chez les peintres qui arrivent à représenter des figures qu'ils n'ont vues qu'une seule fois. On peut former cette faculté en habituant les enfants à décrire, les yeux fermés, quelque chose qu'ils viennent de voir, je ne doute pas qu'on ne favorise ainsi le développement de qualités intellectuelles et morales, telles que l'attention et l'observation, mais je ne veux pas sortir de mon sujet en touchant à tous les points qui côtoient cette intéressante question. Je veux seulement dire que les procédés d'éducation de la mémoire visuelle doivent se dissimuler sous la forme de distractions et de jeux, pour les jeunes enfants surtout.

Mais le terme le plus élevé de l'éducation du sens de la vue, c'est la formation du *coup d'œil*. C'est grâce au coup d'œil que l'enfant jugera avec netteté des distances, hauteurs, profondeurs, largeurs, longueurs des surfaces ou des volumes, des teintes et des nuances, de la rapidité des vitesses et enfin des rapports des choses.

La notion du coup d'œil s'acquiert dans la famille par l'exercice et l'habitude. Tout peut servir pour cette étude où le jeu aura sa part, et où la promenade trouvera un motif de plus d'intérêt. Les objets de grande dimension au dehors, les petits objets à la maison seront les sujets tout désignés pour cette éducation pratique entre toutes.

S'il s'agit du coup d'œil artistique, l'éducation a moins de prise naturellement, elle ne la donnerait pas à qui en serait tout à fait dépourvu, mais là où il existe déjà elle peut certainement contribuer à le développer encore.

CHAPITRE VIII

DÉVELOPPEMENT DU CORPS. — CROISSANCE ET DENTITION. — PUBERTÉ.

> « Il n'y a guère de personnes, qui dans le premier penchant de leur âge, ne fassent connaître par où leur corps et leur esprit doivent défaillir. »
> (La Rochefoucauld.)

La croissance et la dentition sont des phénomènes naturels dont le résultat est le développement du corps, mais nos fonctions sont devenues de véritables maladies par la complication de notre vie de plus en plus factice. Aussi est-ce presqu'une rareté qu'un enfant chez lequel la croissance et la dentition se font régulièrement et sans accidents, c'est alors la garantie d'une bonne santé pour l'avenir.

Il ne sera pas inutile d'indiquer aux jeunes mères comment diriger ou au moins surveiller les fonctions qui s'accomplissent chez leurs enfants et dont la résultante est leur complet et parfait développement.

Croissance. — La croissance des enfants, si elle s'accomplit d'une façon régulière, c'est-à-dire en suivant les lois naturelles qui président à l'évolution, est la garantie la meilleure d'une bonne santé pour l'avenir. Il y a une foule de cas où elle se fait irrégulièrement ; tantôt, au lieu de s'accomplir progressivement, elle se fait par bonds ; tantôt elle est hâtive, tantôt elle est retardée, parfois l'harmonie de l'individu est compromise et on a un géant ou un nain ; parfois enfin le désordre se porte sur une partie du corps et on a un enfant difforme.

Toutes les fois que la croissance se fait d'une manière irrégulière, il faut non seulement la surveiller avec soin, mais faire appel au médecin de l'enfant qui le dirigera en lui faisant suivre un régime hygiénique convenable. Que de fois le médecin est consulté trop tard, quand les enfants ont pris de mauvaises attitudes qui ont produit des difformités, ou quand, sollicitée par une prédisposition héréditaire, une maladie de poitrine a pris naissance et a fait d'irréparables ravages !

Cette période dure jusque vers l'âge de vingt-deux ans, mais l'élongation ne se fait pas de la même manière chez tous les enfants. Ordinairement elle se produit par étapes ou par phases qui demandent toute la sollicitude de la mère et du médecin.

La croissance des enfants, dit Fonssagrives, doit être surveillée le mètre à la main. Dans beaucoup de familles on prend ce soin, moins peut-être par un intérêt d'hygiène que dans un intérêt de pure satisfaction matérielle, et les chambranles des portes sont sillonnés de raies transversales avec des dates chères au cœur, qui indiquent les mensurations et les poussées successives. C'est là une excellente précaution, et, si elle était prise avec régularité et d'une manière précise dans toutes les familles, on aurait, en réunissant toutes ces indications, le moyen de formuler les lois de la croissance aux différents âges. Une centaine de mères qui se feraient statisticiennes dans ce but, fourniraient, sans aucun doute, les matériaux de lois solidement établies. Qu'elles fassent avec précision et régularité ce qu'elles font tous les jours, comme en se jouant, et la science y trouvera son profit.

La croissance est surtout rapide de la naissance à un an, de un an à deux ans, de deux à trois, de sept à huit; de quatorze à quinze; de cinq à six; de neuf à dix; de treize à quatorze. Elle est :

De la naissance à 1 an	de 20	centimètres.
De 1 à 2 ans	de 101	millimètres.
De 2 à 3 —	63	—
De 3 à 4 —	72	—
De 4 à 5 —	58	—
De 5 à 6 —	56	—
De 6 a 7 —	66	—
De 7 à 8 —	58	—
De 8 à 9 —	61	—
De 9 à 10 —	59	—
De 10 à 11 —	54	—
De 11 à 12 —	50	—
De 12 à 13 —	47	—
De 13 à 14 —	58	—

Les filles arrivent plus vite à leur taille définitive que les garçons. Elles sont en général plus petites. Mais cet accroissement ne se fait qu'au prix d'une dépense correspondante de la part de l'enfant, aussi est-il bon de bien l'alimenter et de faire peu travailler son esprit aussi bien que son corps, pendant les époques de grande croissance. C'est pourquoi les exercices qui demandent beaucoup d'énergie, comme la course et la gymnastique, seront utilement remplacés par la promenade sans fatigue, à pied ou en voiture. On prolongera un peu le sommeil, en même temps on redoublera de vigilance pour surveiller les enfants afin d'empêcher qu'ils ne prennent des habitudes vicieuses auxquelles les prédispose justement alors l'excitation générale de l'économie [1].

On veillera aussi sur les attitudes vicieuses du corps, qui, sollicitées d'ailleurs par la vie sédentaire des écoliers, se produisent si facilement pendant les périodes actives de croissance.

Des attitudes vicieuses et de leurs conséquences. — La moindre résistance des os chez la petite fille et la débilité relative de ses muscles, aussi bien que sa vie plus sédentaire, l'exposent plus encore que le petit garçon aux attitudes vicieuses et aux déviations. Aussi les déformations que subit la taille, l'altération de la santé et de la beauté de leurs enfants éveillent-elles chez les mères une sollicitude bien justifiée.

Quand les tables et bancs scolaires sont mal adap-

(1) Voyez plus loin : « *La Preservation des mœurs* ».

tés à leur taille, ou que les séances se prolongent outre mesure, il arrive que les filles délicates, surtout si par-dessus le marché elles sont un peu myopes, se courbent et prennent des positions vicieuses malgré les rappels à l'ordre fréquents de la part des maîtresses. Je n'insiste pas sur le mécanisme de ces positions, mais elles ont comme résultat de courber dans un sens ou dans un autre la colonne vertébrale, cette tige rigide qui soutient toutes les parties de notre corps. Il en résulte :

1° Le *dos voûté ou dos rond*, c'est-à-dire une exagération de la courbure naturelle que présente le dos dans la partie correspondant à la poitrine;

2° L'*ensellure*, c'est-à-dire une exagération de la cambrure des reins;

3° Les *déviations latérales* à droite ou à gauche, les plus communes de toutes.

Ces diverses déviations sont de véritables épreuves morales pour les parents et pour les enfants, mais de plus toutes les fonctions de l'économie souffrent et plus tard chez les filles le rôle de la maternité peut être compromis.

Aussi faut-il recourir au médecin dès qu'on s'aperçoit que les enfants peuvent être menacés de ces difformités qu'il est possible d'éviter dans la plupart des cas, par une hygiène bien entendue et mise en pratique de bonne heure.

Dans les classes on devra veiller sur la manière dont les enfants se tiennent debout et on leur évitera, je parle au nom de l'hygiène, ces longues séances de piquet où, sous prétexte de corriger le caractère d'un enfant on détruit sa taille et sa santé. L'enfant ne devra pas s'incliner plus d'un côté que de l'autre et il sera bon que les séances d'étude de classe ou de dessin ne soient pas trop longues et n'exigent pas une trop grande assiduité.

Les jeunes filles que l'on met au travail manuel de couture ou de broderie devront de même éviter de se courber trop et de prendre des attitudes vicieuses dont les conséquences viennent d'être évoquées.

Si, malgré tout, ces accidents se produisent, il faut, je l'ai dit, recourir au médecin au lieu de s'adresser à des commères ou à des empiriques.

II. — Dentition.

J'ai dit ailleurs [1] comment se faisait la première dentition; je n'y reviens pas, si ce n'est pour rappeler qu'elle comprend 20 dents qui sortent depuis le 6e ou le 7e mois jusqu'à 2 ans : ce sont les dents de lait.

Deux ou trois ans après sortent les 4 premières grosses molaires définitives. Cette phase dentaire, qui dure un an et plus, est intermédiaire entre la dentition temporaire et la dentition définitive.

Les dents se renouvellent de 6 à 14 ans. Elles suivent dans leur apparition un ordre plus variable que celui des dents de lait.

[1] *Guide des mères et des nourrices.* Paris, J.-B. Baillière.

Vers 12 ou 14 ans, l'enfant aura 28 dents, savoir :

8 incisives.
4 canines.
16 molaires.

Il ne manque plus, pour la dentition complète, que les 4 dents de sagesse qui ne viennent que plus tard, de 21 à 25 ans.

Les incisives du milieu viennent les premières en haut et en bas de 6 à 7 ans; viennent ensuite celles de côté vers 8 ans, les petites molaires vers 9 ans et les grosses un peu plus tard; les canines sortent vers 11 ou 12 ans. L'enfant a alors 24 dents; de 12 à 13 ans sortent les secondes grosses molaires, ce qui fait 28.

Ces dents, plus larges que les dents de lait, ont quelquefois de la peine à trouver leur place, d'où des chevauchements qui peuvent être corrigés par le dentiste. Ces difficultés, qui sont la règle chez les rachitiques et qui sont presque toujours le résultat d'une hygiène défectueuse, sont l'exception quand un enfant n'a pas de tare originelle ou acquise. Il est donc bien important de combattre les mauvais antécédents par une bonne première éducation physique.

Si la poussée d'une dent n'est pas en soi une maladie, elle met la santé dans un état d'équilibre instable qui est une provocation à des accidents. Comme l'Orosmane de la tragédie, les dents sont *capables de tout*. Il est bon d'en être averti.

III. — De la fonction mensuelle.

Nous touchons à une fonction qui se tient avec les deux autres, puisqu'elle fait partie de la vie de la femme dans l'espèce : c'est la fonction mensuelle.

Les filles doivent être instruites selon le rôle qu'elles devront remplir : la femme est dans la mère en somme, et dès la plus tendre enfance, on trouve l'une et l'autre dans la petite fille. La palette du médecin a des couleurs moins fines que celles du peintre ou du poète pour exprimer la réalité des choses, mais elle est plus vraie et surtout plus pratique. La petite fille grandit et à mesure qu'elle approche de son plein développement, elle se sépare toujours plus du petit garçon par ses dispositions intellectuelles et morales comme par son organisation physique. Elle devient de plus en plus sensible et impressionnable à mesure qu'elle se forme, et cet état particulier de chacune des parties qui composent sonêtre correspond à la mystérieuse préparation qui s'opère en elle en vue de son rôle dans l'espèce.

Je n'aurais pas touché à ce sujet, qui me force à faire une échappée dans l'adolescence, si les choses étaient réglées comme les lignes d'un papier de musique et marchaient avec la régularité de l'horloge. Il n'en est rien ; la fonction menstruelle, qui ne se produit quelquefois qu'à 20 ans, se montre souvent à 10.

Mais, dira-t-on, n'est-ce pas là une chose attendue et naturelle? Oui. C'est un phénomène qui peut, comme la croissance, comme la dentition, se faire sans le concours du médecin, mais qui, souvent, ne se montre qu'avec un cortège de misères qu'on aurait pu éviter avec une direction convenable et dont on ne se débarrasse que difficilement, quand elles ont pris droit de domicile. La chlorose et les maux de nerfs nécessitent l'appel du médecin pour maintenir l'ordre et l'harmonie dans le système nerveux comme dans le sang. Il en est de cette nouvelle fonction, qui s'ajoute à toutes les autres, comme de la dentition, de la croissance : elle a ses crises.

Quand la première période se prépare, on doit instituer un genre de vie particulier : au grand air, dans de bonnes conditions d'hygiène, dans de non moins bonnes conditions morales, éloigner la contention d'esprit ou les excitations qui ne conviennent pas à ce temps où la nature de l'enfant semble recueillie. L'alimentation sera bien réglée, plus suivant l'attrait du moment que suivant une règle arrêtée d'avance; enfin, on trouvera, dans les conseils d'hygiène que contient ce livre, comment procurer à l'enfant qui n'est pas une malade, mais qui n'est pas dans sa vie ordinaire, les conditions les meilleures pour la crise qu'elle va traverser.

Quelquefois, cette première période arrive, se passe et ne revient plus de longtemps, au lieu de se reproduire avec la régularité mensuelle. Ce sera l'affaire du médecin de diriger les mères dans chaque cas particulier, car l'instabilité de la santé, au moment de la puberté, est par elle-même une condition favorable à l'apparition de maladies qui étaient jusque-là cachées. D'ailleurs, les mères savent, souvent par l'expérience de leurs propres misères, combien la fonction mensuelle joue un grand rôle dans l'équilibre de la santé.

Une fille devra être prévenue par sa mère de la sujétion nouvelle qui l'attend ; de cette manière, elle ne sera point surprise ou effrayée de la voir se produire. Si la fonction s'établit comme il faut, il y a des chances pour qu'elle se continue de même ; c'est pourquoi il est bien important d'en surveiller la préparation et l'apparition.

Les troubles de la menstruation tiennent souvent à une mauvaise santé, à une maladie qui évolue dans l'ombre, à des perturbations physiques ou morales. Signaler ces causes habituelles, c'est déjà en empêcher les effets. Quand tout se passe bien, il n'y a qu'à surveiller discrètement. Y a-t-il des troubles dans la régularité de la fonction, on s'adressera au médecin qui étudiera la cause et dirigera le traitement.

IV. — De la préservation des mœurs.

Il y a des choses dont on n'ose pas parler, mais qui, à cause de leur importance, méritent l'attention des parents, comme c'est le cas pour les habitudes vicieuses.

J'étais appelé un jour auprès d'un jeune garçon de treize ans qui, avec des antécédents héréditaires excellents, avec une santé de premier ordre, dépérissait visiblement sans qu'on en pût trouver la cause. Il n'y avait pas de surmenage intellectuel, ni de longues séances à l'étude, ni de mauvais régime qu'on pût incriminer, puisque c'était un externe surveillé. Je m'arrêtai à l'idée qu'il n'était pas *assez surveillé* et je m'aperçus bientôt que j'avais raison. Pris en flagrant délit, le pauvre enfant fut obligé d'avouer que depuis longtemps déjà, il se livrait à un penchant vicieux qui épuisait à la fois ses forces physiques et intellectuelles. Depuis, il avait visiblement baissé dans sa classe où, après avoir été un élève moyen, il était devenu un « cancre ». Était-ce à l'imitation, à une éducation molle, à des suggestions d'une activité fonctionnelle prématurée, qu'il fallait attribuer la cause du mal? Telles étaient les questions que je me faisais et je ne tardai pas à m'apercevoir qu'il y avait un peu de tout cela et en même temps que le jeune homme était l'objet de ma sollicitude, deux de ses camarades étaient renvoyés du collège pour le même motif.

Cet enfant n'était pas seulement devenu paresseux, mais réellement inapte au travail intellectuel. Il était noté comme un écolier inattentif et superficiel. Sa mémoire surtout avait souffert :

« La bouche pour parler cherchait en vain les sons,
« La mémoire oublait les plus simples leçons. »

(Petit, *Le tombeau du Mont-Cindre.*)

Il avait perdu sa gaieté et, au lieu de dépenser son activité dans la vie en commun, il s'isolait soi-disant pour étudier ses leçons qu'il ne savait jamais. Là, tout seul, il se livrait à la passion qui le dominait. Comme un fruit piqué du ver qui le tue, cet enfant, d'abord robuste et vigoureux, s'étiolait visiblement. Son amaigrissement, sa pâleur, ses yeux battus, entourés d'un cercle bleuâtre, son hésitation et sa timidité inaccoutumées, son sommeil agité, sa sensibilité au froid et son peu de résistance à la fatigue de la promenade ou au travail de l'étude, m'avaient mis sur la voie. Ce jeune homme fut sauvé par les soins vigilants de son père. Mais combien y en a-t-il desquels le vice ne peut être déraciné? combien qui portent toute leur vie ce cachet indélébile d'une faiblesse contractée dans des habitudes honteuses longtemps répétées? Combien qui succombent ou qui restent fruits secs? Prenez un tel enfant qui a souffert d'une mauvaise éducation : s'il ne meurt pas de phtisie, s'il ne devient pas épileptique ou nerveux, il aura sa santé compromise et restera un être déclassé, inutile à lui et aux autres, un mauvais citoyen et un pauvre père de famille.

On peut beaucoup dans les familles pour prévenir les ravages de ce fléau qui, pourtant, va grandissant et qui tue dans sa fleur notre jeunesse des collèges. La mère et le père doivent surveiller! Mais cette surveillance est d'autant plus délicate que, faite sans discernement, elle peut éveiller chez l'enfant des idées qu'il n'aurait pas eues jusque-là.

Que les enfants jeunes soient habitués à dormir les deux mains réunies à plat et placées sous l'oreiller. Ce sera déjà une sécurité. En tout cas, que les bras et les mains des enfants ne soient jamais sous les couvertures. Eviter avec soin la malpropreté et exiger des enfants de fréquents lavages de tout le corps et des lavages locaux qui remplaceront le couteau du prêtre israélite que le médecin saura employer s'il le faut d'ailleurs. Occuper les loisirs de l'enfant par la gymnastique et les jeux surveillés autant que l'étude et le sommeil : tel est le programme en gros. Comme l'eau, l'enfant doit courir. « Il n'est pire eau que celle qui dort ».

Je ne veux pas aller plus loin dans cette question délicate. J'ai eu seulement le désir d'appeler l'attention des mères et des maîtres sur ce point de l'éducation des enfants. Je leur rappelle encore que ce n'est pas seulement le corps qui souffre, mais l'âme est exposée au naufrage quand la mauvaise semence arrive là où le bon grain a été mis. Je cite à ce propos quatre vers d'un de nos poètes :

Le cœur d'un homme vierge est un vase profond;
Lorsque la première eau qu'on y verse est impure,
La mer y passerait sans laver la souillure
Car l'abîme est immense et la tache est au fond.

TROISIÈME PARTIE

L'ÉDUCATION INTELLECTUELLE ET MORALE DEVANT L'HYGIÈNE.

CHAPITRE PREMIER

L'EDUCATION A LA MAISON.

> « L'éducation ne se délègue pas. Nous pouvons faire donner des leçons à nos enfants, nous ne pouvons pas les faire élever. »
>
> (DE GASPARIN.)

De même que je me suis élevé ailleurs (1) contre l'exil infligé aux enfants que l'on envoie chercher leur premier aliment aux mamelles d'une nourrice mercenaire, de même je me révolte à la pensée que ces mêmes enfants sont dès l'âge le plus tendre éloignés de la famille pour leur instruction. Certainement il n'est pas souvent possible qu'un en-

(1) E. Périer, *Guide des mères et des nourrices*, Paris, J.-B. Baillière.

fant trouve à la maison des ressources intellectuelles suffisantes pour aller au bout de ses études, et d'ailleurs l'éducation en commun au collège à un moment donné est nécessaire pour que l'étude soit « l'apprentissage de la vie », mais je parle de la première instruction, de la première initiation intellectuelle et morale et je dis que l'enfant doit la trouver à la maison. Qu'on ne s'y trompe pas, cette base de l'édifice intellectuel ou moral est très importante; en matière d'éducation ou d'hygiène la grande affaire c'est le commencement. Ce n'est pas sans raison que Frœbel a dit de la mère qu'elle est « le génie de la première enfance » et Ch. Robin dans un style moins poétique : « Destinées à diriger l'éducation de la première et même de la seconde enfance, les femmes doivent savoir tout ce qu'il est nécessaire d'apprendre à cet âge. »

En même temps que la mère prépare à ses enfants une bonne constitution en remplissant bien tous les devoirs de la maternité physique, elle agit sur leurs mœurs par la formation de leur caractère et donne à leur esprit les premiers éléments du savoir qui sont peu de chose en apparence, mais qui en fait sont la condition de tout le reste.

Plus tard, quand les enfants, filles ou garçons, auront des maîtres du dehors, s'ils sont sous l'influence salutaire de la famille, les parents dirigeront leurs études, les aideront dans leurs travaux et les leur feront aimer en ajoutant l'attrait à l'émulation. Est-il nécessaire pour cela que les parents soient aussi instruits que les maîtres? Assurément non, il suffit qu'ils comprennent assez de tout pour ne paraître rien ignorer.

A ce propos je cite volontiers aux familles ces quatre vers du grand poète V. Hugo où l'on trouve la famille dans toute son intégrité; je les livre à la méditation de ceux qui ne trouvent pas de plaisir à voir leurs enfants étudier sous leurs yeux :

Oh! que de soirs d'hiver radieux et charmants
Passés à raisonner langue, histoire et grammaire;
Mes quatre enfants assis sur mes genoux, leur mère
Tout près, quelques amis causant au coin du feu...

Première instruction. — Je dis donc que les parents, la mère surtout, sont les premiers maîtres de l'enfant. Eux seuls pourront comprendre, l'hygiéniste examinant avec eux quels sont les véritables besoins de leurs enfants, qu'il n'est pas nécessaire de fatiguer leur esprit dès l'âge de trois ans pour leur faire apprendre à lire, ni de charger leur mémoire de nombres. Rien ne presse pour enseigner péniblement des choses qui seront vite apprises en temps opportun et on risque de troubler le progrès naturel des facultés de l'enfant. Ce qu'il faut alors, c'est développer le corps, et si c'est là le but unique des parents, ils verront que leurs enfants seront mieux préparés que d'autres quand viendra l'épreuve de l'instruction, et qu'ils rattraperont bien vite leurs camarades qui pour être devenus de petits prodiges de développement intellectuel auront oublié de fortifier le corps, de l'armer pour la lutte, car c'est une lutte que l'étude.

« A six ans, comme à trente, la journée est trop longue pour le paresseux [1] ; » il faut donc occuper l'enfant et lui mettre entre les mains un livre, un crayon, des images. L'image joue un grand rôle dans l'instruction élémentaire, et l'hygiéniste voit d'un bon œil qu'on utilise ce moyen inoffensif d'enseignement. Si, ainsi que l'a dit un vieil auteur [2] :

L'esprit du jeune enfant est comme ung tableau nu.

sur lequel les choses trouvent facilement leur place, son intelligence toujours ouverte est comme une éponge ou une terre sèche qui a toujours soif; mais il ne faut pas abuser de ce besoin d'apprendre qu'on trouve chez lui, il faut que cette première instruction se fasse sans efforts, simplement par les yeux et par l'ouïe sans imposer une application soutenue et sans surcharger la mémoire. L'étude, en un mot, ne doit être qu'un jeu dans les premières années.

Puis vient l'instruction primaire : cette instruction peut se faire complètement à la maison quand les parents sont en état de la diriger, ou de donner à l'enfant des maîtres, sinon il ira la chercher au dehors à l'école, tout en restant sous l'influence de la famille ; et pour cela il suffit que sans cesse le père et la mère s'intéressent à son petit travail.

(1) Guizot.
(2) Saillat.

Enfin, vient le collège et vers dix à douze ans, souvent plus tôt on lui donne un externe ou un interne. Je dirai plus loin ce qu'il faut penser de l'internat, je dis dès maintenant, que la demi-pension lui est déjà préférable, mais que l'externat, surtout un externat surveillé par une institutrice, par des répétiteurs ou par les parents est ce qui peut le mieux concilier les besoins intellectuels et les besoins moraux de l'enfant. L'idéal des modes d'éducation est l'externat dans un bon lycée ou collège avec la vie de famille.

Comme Mme Guizot, j'aime que l'enfant « vienne journellement ranimer dans les habitudes et les affections de la maison paternelle cet amour du devoir que l'éducation publique remplace par d'autres motifs, tous utiles et légitimes, mais moins purs. »

Initiation morale. — L'exemple. — J'ai parlé à propos du rôle des parents de cette première initiation morale qui se fait à la maison souvent sans enseignement autre que celui de l'exemple. L'éducation par l'exemple, dit P. Janet, « est la plus efficace parce qu'elle est dissimulée. L'enfant se défie naturellement de l'autorité; un secret instinct d'indépendance le pousse à résister à un ordre, et son orgueil ne plie pas toujours devant la tendresse. Mais l'exemple est une force dont l'enfant ne peut se défendre : il la subit sans le vouloir, sans le savoir. » Cette première éducation par l'exemple n'implique pas la connaissance de la nature et du caractère de l'enfant. Il faut que les parents se conduisent bien, agissent toujours devant l'enfant en personnes raisonnables, prudentes; ils doivent lui donner l'exemple du travail, de la sincérité, du respect pour l'autorité, et cela sans même qu'ils sachent quelles seront ses dispositions naturelles. Qu'importe, par exemple, que l'enfant soit naturellement mou ou actif, il faut que mou ou actif, il voie son père, sa mère, s'occuper sérieusement autour de lui, ne rien négliger, ne rien remettre inutilement au lendemain et ainsi pour tout. C'est l'autre forme de l'éducation, celle qui consiste à développer les bons instincts par des encouragements, des récompenses, ou à comprimer, étouffer les mauvais penchants par des remontrances ou des punitions, qui exige une connaissance sérieuse du fond de l'enfant, car avec lui il faut frapper juste, tout coup porté à faux produira un effet contraire à celui qu'on attend. Comme l'a exprimé Legouvé : « Rien de si utile pour élever un enfant que de bien définir son caractère, et rien de si difficile que de distinguer dans ces natures mobiles et ondoyantes les points fixes, les qualités fondamentales sur lesquelles on peut prendre appui. » Ce qui intéresse le médecin c'est que l'enfant soit mené non d'après une règle inflexible mais d'après sa nature et ses besoins.

J'ai dit que la mère avait dans son rôle de « former l'homme moral sur ses genoux », j'y insiste, car les médecins qui ont accès dans les familles et devant qui tombent tous les voiles, savent un peu à quelles tristes conséquences on arrive avec des enfants qui ont manqué de cette première éducation morale qui fait l'homme. Sans l'éducation, a dit Royer Collard, « l'instruction n'est qu'un instrument de ruine ».

Un peu instruite, la mère, comme le dit M. J. Simon, « précède pour son enfant l'école, elle la remplace, elle la complète. Elle est mère et maîtresse d'école toute la journée, et ouvrière à ses heures pour ajouter le produit de son travail aux recettes plus fortes de son mari.

« Elle est l'institutrice dont les leçons ne s'oublient plus, même quand la mort a fermé la bouche qui les donnait... »

En quoi consisteront les premières leçons. — Après les caresses et les jouets qui suffisent à l'éducation du baby pendant les deux premières années, viendra, de deux à cinq ou six ans, l'éducation de la causerie. Ces « leçons de choses », comme on les a appelées, ne fatiguent jamais si elles sont mesurées et surtout habilement amenées. Un enfant au tempérament délicat a quand même besoin de savoir, il est curieux, il interroge, il faut lui répondre d'une manière raisonnable, intelligente, précise. On se bornera à peu de chose, s'il le faut, mais on se gardera de penser seulement au corps. L'enfant acquerra ainsi, à peu près sans fatigue, la connaissance des objets qui l'environnent comme premier terme, et comme terme plus élevé la connaissance d'une langue vivante. Cette éducation, par la mère seule, peut quelquefois être menée bien loin. Je connais un enfant habituellement soigné par mon excellent maître et ami, le Dr Jules Simon qui a appris, sans le secours de personne que de sa mère, non seulement le français, l'anglais et l'allemand, mais le grec. Je n'ai pas besoin de dire que ce petit homme qui, à huit ans, parlait assez bien toutes ces langues, est un petit prodige et que sa mère est une femme remarquable.

On mène l'enfant par l'attrait autant que par l'émulation. Jusqu'à six ans, dit Fleury, «je laisserais l'enfant se divertir et s'amuser librement, lui présentant, autant qu'il serait possible, des objets utiles pour son instruction, lui contant des histoires, répondant à ses questions, et parlant devant lui, comme sans dessein, de ce qui peut lui être utile de sorte qu'il pût l'entendre.»

Surtout que cette première éducation soit exempte de faiblesse et d'aveuglement; que la mère sache voir les défauts de son enfant et qu'elle ait le courage de lutter contre eux. Agir autrement c'est gâter l'enfant.

L'enfant gâté souffre plus que tout autre dans la vie depuis qu'il quitte la maison pour le collège. Et j'ajoute qu'il fait souffrir tout le monde, ses parents, ses maîtres, son médecin; despote vis-à-vis des serviteurs, tyran vis-à-vis de ses parents qu'il contraint à faire ses quatre volontés, indiscipliné à l'école ou au collège, il devient absolument intraitable quand il est sur un lit de maladie. Ce sont pour l'avenir des hommes impérieux, personnels, sans énergie morale, de mauvais soldats, de mauvais citoyens et des pères de famille incapables de remplir leur rôle. Comme le dit J.-J. Rousseau, « de deux enfants gâtés, l'un bat la table et l'autre fait fouetter la mer, ils auront bien à fouetter et à battre avant de vivre contents. »

Il faut que l'initiation morale prépare l'enfant au collège et à la vie en commun. Ici comme là il sera d'autant plus malheureux qu'il aura été plus mal élevé.

Discipline. — L'enfant a besoin d'être discipliné à la maison et cela, dans l'intérêt même de toute sa vie.

C'est au père qu'appartient le devoir de la discipline. « Corrige ton fils, dit le livre des Proverbes, il te consolera et deviendra les délices de ton âme. »

La discipline est nécessaire aux enfants, mais il faut savoir l'approprier à leur âge, à leur caractère, à leur nature. Je ne veux pas de cette discipline brutale, qui a fait dire à Legouvé « un père qui frappe son enfant est un père qui se venge », je veux cette discipline qui consiste à introduire dans l'esprit de l'enfant l'idée qu'il doit obéir.

Le rôle du père est de former l'enfant par l'autorité et par la raison, le rôle de la mère est d'obtenir les mêmes effets par l'attrait et par la tendresse.

A propos de discipline, je ne puis m'empêcher de citer cette femme du peuple dont parle Mme Guizot qui souffletait sa fille. Comme on lui demandait ce que l'enfant avait fait, elle répondit : « Rien, mais ne faut-il pas lui donner une éducation? » Il arrive souvent que, ainsi que l'a exprimé Fénelon, « ceux qui gouvernent les enfants ne leur pardonnent rien et se pardonnent tout à eux-mêmes. »

Toute l'éducation morale est contenue dans ce mot : discipliner. Il faut discipliner l'enfant, c'est-à-dire jeter dans son âme l'idée de l'autorité. C'est pour lui une condition de bien-être et de santé, de savoir que sa volonté doit plier devant celle de ses parents et de ses maîtres. L'éducation est bien avant tout « une œuvre d'autorité et de respect », et il appartient à la mère, qui préside aux élans de la liberté, d'en réprimer les premiers écarts. C'est elle qui fera de son enfant un écolier soumis ou indiscipliné, et dans le premier cas, elle aura un enfant bien portant parce qu'il travaillera avec plaisir et éludera les punitions, dans le second, ce sera un écolier malheureux, nerveux et maladif, parce qu'il sera toujours à pâlir sur les pensums. Cela arrive toujours avec un élève débile. « De toutes les habitudes du jeune âge la plus nécessaire à former est celle de l'obéissance, puisqu'au moyen de celle-là on peut rompre la volonté ou faire accepter toutes les autres [1]. » Si on forme l'enfant à obéir on lui facilitera son chemin partout. « Il faut » est une injonction qui sera mieux comprise des enfants que tous les raisonnements.

[1] Mme Necker de Saussure, *De l'éducation.*

Mais quand je parle d'obéissance, je ne veux pas dire de faire de nos enfants des écoliers rangés, guindés, de petits vieux parlant un langage qui ne va pas avec leur âge ni leur caractère. Que l'enfant soit enfant, mais enfant soumis, il en sera le premier heureux. « Écoute, mon fils, l'instruction de ton père, et n'abandonne pas l'instruction de ta mère, car ce sera une guirlande de grâce à la tête et des colliers à ton cou [1].

[1]. Proverbes, I, 8.

CHAPITRE II

L'ÉCOLE.

« Le peuple qui a les meilleures écoles est le premier peuple; s'il ne l'est pas aujourd'hui, il le sera demain. »
(J. SIMON.)

Utilité de l'instruction au point de vue de la santé. — J'aime l'école, parce que c'est là qu'on instruit l'enfant du pauvre qui n'a pas, comme l'enfant du riche, une institutrice ou un précepteur.

L'hygiène voit dans l'instruction autre chose que le simple développement de l'esprit, elle y voit une condition de santé et de bien-être. C'est l'instruction qui, fermant la porte aux préjugés et remontant le courant de la routine, enseignera à l'homme comment il peut conserver l'intégrité de sa santé et éviter les maladies; c'est l'instruction considérée comme culture de l'esprit qui deviendra une condition de santé en maintenant l'harmonie qui doit exister entre le développement de l'esprit et celui du corps ; c'est l'instruction qui, devenant un aliment pour le cerveau qui en a contracté le besoin, lui donnera un élan qui retentira salutairement sur toutes les fonctions et communiquera à l'individu un cachet particulier de noblesse et de dignité.

Je crois, avec Fonssagrives, que « le type humain se refera par la culture de la santé, par celle des mœurs, mais aussi, et dans une plus large mesure qu'on ne le croit, par la culture intellectuelle ».

Je veux donc l'instruction au point de vue même de la santé qui m'occupe avant tout, je veux que les parents envoient leurs enfants à l'école ou qu'ils les fassent instruire. Je montrerai, en parlant de l'instruction des classes élevées, que cette instruction même que nous réclamons pour tous, peut devenir un danger pour la santé par l'abus qu'on en peut faire, mais ce n'est pas le cas dans les écoles primaires. Là, les enfants ne sont pas surmenés, leur cervelle n'est pas aux « travaux forcés » comme celle des candidats aux écoles polytechnique ou autres, et s'il est vrai que les conditions scolaires laissent à désirer, les enfants ne sont pas trop longtemps soumis à la règle pour en pouvoir souffrir beaucoup.

D'ailleurs, un jour viendra où les écoles primaires elles-mêmes bénéficieront de l'intérêt que l'hygiène leur porte, et où les instituteurs, pénétrés des besoins physiques, intellectuels et moraux des enfants, sauront concilier l'instruction avec les soins du corps. Ce jour n'est certainement pas loin, puisque, dès à présent, des « médecins-inspecteurs des écoles » existent et fonctionnent. Puissent-ils faire pénétrer l'hygiène jusque dans les familles les plus pauvres et les plus ignorantes !

A quel âge peut-on envoyer un enfant à l'école ? — Ce sujet a un grand intérêt au point de vue de la santé, de même que la question que je viens de poser. J'ai dit dans le chapitre précédent que l'enfant devrait rester dans sa famille le plus longtemps possible, mais quand les parents sont pauvres, quand ce sont des ouvriers et qu'il y a à côté d'eux à leur porte une « école maternelle », un « asile » (que ce mot est exact !), ne faut-il pas mieux envoyer l'enfant à cet « asile », que de le laisser vagabonder dans les rues ? J. Simon, dans un livre que j'ai déjà cité [1], regrette la condition des ouvrières qui les force à laisser ainsi leurs enfants : « dans un ménage d'ouvriers le père, la mère sont absents, chacun de leur côté, quatorze heures par jour. Donc, il n'y a plus de famille. La mère, qui ne peut plus allaiter son enfant, l'abandonne à une nourrice mal payée, souvent même à une gardeuse qui le nourrit de quelques soupes. De là une mortalité effrayante, des habitudes morbides, parmi les enfants qui survivent, une dégénérescence croissante de la race, l'absence complète d'éducation morale. Les enfants de trois à quatre ans errent au hasard dans des ruelles fétides, poursuivis par la faim et le froid. » L'enfant du pauvre sera donc à l'école, hélas ! dès le berceau, mais il n'y cherchera un aliment pour son esprit que lorsque, initié par les leçons de tous, par ce que la vue et l'ouïe lui auront appris pour ainsi

[1] Jules Simon, *l'Ouvrière*. Paris, Hachette.

dire sans que sa volonté y ait pris part, il pourra sans effort apprendre à lire et à écrire. On lui aura ainsi « mâché le morceau ».

Dans des circonstances moins malheureuses l'enfant va à l'école vers six ans : tant mieux si on l'a préparé à l'étude par une solide éducation physique qui pourra permettre à son corps de supporter sans fatigue la contrainte scolaire et si une heureuse initiation morale l'a mis en garde contre les défauts et les vices qui se trouvent trop souvent chez les écoliers.

Hygiène scolaire [1]. — Les conditions dans lesquelles l'enfant travaille ne sont pas indifférentes au résultat que l'on veut obtenir. Aussi l'hygiène, cette gardienne vigilante de la santé de nos enfants, s'attribue-t-elle le droit de s'immiscer dans ces questions qui touchent à l'éducation intellectuelle pour voir si on compte avec elle et si, sous prétexte de cultiver l'esprit, on ne détruit pas le corps. Le docteur Fonssagrives, qui a si bien plaidé la cause de l'enfance, fait remarquer que les écoles primaires libres sont quelquefois d'une sordidité lamentable, surtout celles qui, réunissant des enfants en bas âge des deux sexes, constituent plutôt des garderies que des écoles. « J'ai pénétré, dit-il, dans un de ces bouges, c'était un rez-de-chaussée d'une rue fétide et étroite ; une salle basse encombrée ne rece-

(1) Dubrisay et Yvon, *Manuel d'hygiène scolaire à l'usage des délégués cantonaux, des médecins-inspecteurs et des instituteurs*. Paris, Asselin et Houzeau.

vant d'air que par une petite fenêtre, et où logeaient une quinzaine d'enfants qui grouillaient comme des larves dans ce réduit dont l'atmosphère était d'une odeur repoussante. Tout ce petit peuple étiolé était sous la férule d'une vieille femme inculte, à paroles aigres, à habitudes grossières. Et il y avait de l'air, du soleil et de la gaieté au dehors ! »

Heureusement que ces conditions déplorables deviennent de plus en plus rares, grâce aux progrès de l'hygiène. Bientôt on verra s'élever partout de magnifiques bâtiments scolaires, comme ceux que nous possédons déjà, à Paris et ailleurs, bien situés, bien exposés, où la lumière et l'air pénètrent librement dans de vastes salles bien propres, exemptes d'humidité, convenablement chauffées en hiver, bien ventilées en été, et parfaitement aménagées pour recevoir un nombre convenable d'élèves. Des cours spacieuses, voire même des jardins là où la situation et le prix du terrain l'ont permis, et pour les jours de pluie, des préaux couverts complètent l'installation. Ces dispositions, on le voit, font un contraste complet avec les anciennes écoles établies assez souvent dans des locaux ayant eu primitivement une toute autre destination. Sans parler du mobilier proprement dit, il n'y a pas jusqu'à la couleur du papier et les caractères typographiques qui ne soient l'objet des discussions les plus pertinentes de la part des universitaires et des hygiénistes. Avant longtemps les vœux que nous faisons pour la santé des écoliers seront partout pleinement satisfaits, du moins quant à l'installation des écoles.

Certes, ce n'est pas qu'il faille tout sacrifier pour avoir de beaux et grands monuments scolaires, bien qu'il soit convenable de loger l'instruction d'une manière digne du grand intérêt auquel elle répond, mais il est important que des enfants qui passent la plus grande partie de leur temps à l'étude y trouvent des conditions favorables à leur santé, à un âge où le développement physique est loin d'être achevé et où le développement intellectuel commence.

Une maison scolaire doit satisfaire aux règles de l'hygiène. Il importe qu'une école soit saine, d'ailleurs les parents peuvent la choisir et ils feront bien d'apporter leurs soins à ce que l'enfant trouve là les meilleures conditions d'hygiène.

Ce qui nous préoccupe surtout, nous, médecins, c'est que toutes les conditions remplies, quant au bâtiment scolaire [1], les élèves ne soient pas entassés dans une pièce trop exiguë pour le nombre des habitants. Il se produit alors ce qu'on appelle l'encombrement. Les enfants, placés dans une atmosphère impure, éprouvent à la longue un véritable empoisonnement. Comme on l'a dit : l'air impur tue plus de gens que le glaive.

Un arrêté ministériel du 17 juin 1880 a réglé les conditions générales d'emplacement et de

(1) Voir Dubrisay et Yvon, *Manuel d'hygiène scolaire.*

construction des bâtiments scolaires. Les classes, les préaux, les gymnases, les privés, et les divers objets mobiliers qui s'y rapportent sont déterminés par le règlement qui répond aux vœux de l'hygiène en assurant la santé et le bien-être des enfants. Il ne reste que la mise à exécution qui, comme on le sait, se poursuit activement. Je ne crois pas devoir insister ici sur les détails relatifs à l'établissement des écoles; c'est l'affaire de l'administration supérieure, non des élèves ou de leurs parents, et il n'appartient même pas aux maîtres d'école de prétendre transformer quoi que ce soit, il suffit qu'ils veillent à la bonne tenue de l'école, quelle qu'elle soit d'ailleurs, et à celle des élèves.

Hygiène de l'élève. — L'hygiène de l'école s'applique à tous les élèves qui la fréquentent, elle a donc une importance d'autant plus grande qu'elle intéresse beaucoup plus de sujets, maîtres et élèves.

L'hygiène de chaque élève n'a pas moins d'importance si on considère que chaque individu est lié à tous et que tous sont ainsi solidaires.

Je suppose un enfant habituellement sale, il est exposé à des maladies qui résultent de la malpropreté, il est un mauvais exemple, mais de plus il est pour les autres une cause de maladie. « Chaque homme, comme le dit Fonssagrives (1) ou, si nous voulons, chaque enfant « est le centre d'une sphère

(1) Fonssagrives, *Entretiens familiers sur l'hygiène*. Paris.

d'émanations corporelles dont le rayon d'influence augmente par l'incurie et diminue par la propreté : on prend donc les intérêts de la santé d'autrui en prenant ceux de sa propre santé, et l'homme, destiné par sa nature à la vie en commun, doit songer à cette solidarité d'une espèce particulière ».

Je ne saurais trop recommander aux maîtres de s'inspirer de ce que j'ai dit aux mères pour les diriger dans ces soins de propreté corporelle qu'elles doivent inculquer à leurs enfants, et je suis sûr que s'ils prêchent d'exemple, les enfants, qui sont essentiellement imitateurs, seront conduits tout naturellement à aimer ce qu'on leur enseignera journellement : Leçon commence, exemple achève.

D'ailleurs, le règlement scolaire ne recommande-t-il pas aux instituteurs de veiller à ce que les élèves se présentent à l'école dans un état convenable de propreté et de décence ? Je sais bien que l'inspection qu'ils passent au commencement de la classe ne garantit pas que l'enfant restera propre, l'encre est trop près de ses doigts pour que les mains ne soient pas bientôt noircies volontairement ou involontairement, de plus les enfants sont naturellement portés à la malpropreté, aussi sont-ils en général sales, à la ville comme à la campagne. Le maître d'école doit veiller à la propreté, non pas seulement en punissant le délinquant (et quelle peine plus inoffensive et plus à propos que de l'envoyer se laver?) mais en inculquant à tous le besoin d'être propres. Peut-être atteindront-ils ainsi indirectement les parents qui oublient de se laver? Ils seront ainsi les collaborateurs les plus précieux du médecin et de l'hygiéniste. Ils devront avertir les enfants et à l'occasion les familles des maladies qui peuvent être le résultat du manque de soins élémentaires de propreté pour lesquels il ne faut qu'un peu d'eau et de bonne volonté. La propreté est le luxe, le seul peut-être, mais le plus utile que les pauvres puissent se donner.

C'est d'ailleurs par eux-mêmes et par les salles de classe ou leurs dépendances que les maîtres devront commencer; un maître propre et soigné, une école bien propre, bien entretenue, inspireront aux écoliers l'idée de mettre leur personne en harmonie avec l'entourage.

Les vêtements de certains écoliers sont si souvent sales et en guenilles que des parents hésitent avec raison à mêler leurs enfants avec eux; c'est affaire encore au maître d'école et aussi à la charité publique ou privée qui, Dieu merci, ne manque pas en général, de répondre à l'appel qui lui est fait (1) : Je renvoie à ce que j'ai dit du vêtement (2).

Je crois que les maîtres feront bien, au point de vue de la santé des enfants, de veiller à ce qu'ils ne soient pas trop couverts pendant la classe, car ils pourraient prendre froid en sortant. S'ils sont pères de famille ils pourront comprendre l'importance de ce petit conseil. En temps de pluie et de neige,

(1) Voyez Maxime Du Camp, *La Charité privée à Paris.*

(2) 2e PARTIE, chap. III.

quand l'enfant du riche est reçu ou accompagné par des parents ou des domestiques, celui du pauvre est là seul, sans précaution, c'est encore au maître à veiller à ce qu'il ne soit pas exposé au danger d'un refroidissement ou à d'autres.

Voilà pourquoi aussi il serait utile d'enseigner l'hygiène aux maîtres d'école et aussi aux élèves si leurs programmes d'étude n'étaient déjà pas si chargés.

Mais le maître doit surveiller les élèves aussi pendant leurs jeux. « Le jeu doit être libre et surveillé. » Qu'il soit donc l'un et l'autre.

Le besoin impérieux de jouer qu'éprouvent les enfants après les classes, quand la vitalité naturelle à cet âge a été un moment contenue par la contrainte scolaire, doit être satisfait dans une large mesure, mais encore la mesure est nécessaire. Dès lors aux maîtres de veiller à ce que les jeux de course, de barres ou les autres exercices qui mettent le corps en mouvement, ne deviennent pas des occasions de refroidissement par la transpiration, ou n'excitent pas les palpitations.

Mais il ne faut pas punir l'élève en le privant de mouvement, comme c'est le cas lorsqu'on le met au « piquet ». Priver l'enfant de mouvement ou d'air est aussi mauvais que le priver d'aliments.

J'ai parlé ailleurs de la gymnastique [1], je n'y reviens pas, si ce n'est pour engager chacun à la mettre en pratique le plus possible.

[1] Voyez 2e Partie, chap. vi.

CHAPITRE III

LE COLLÈGE.

« Je ne regrette pas mon enfance. Les jours
Du collège me sont un souvenir morose :
Leçons, devoirs, pensums, haricots et chlorose,
Et l'ennui qui suintait aux quatre murs des cours. »
(J. RICHEPIN.)

J'ai passé longtemps au collège, c'est peut-être pour cela que je ne l'aime pas, mais je ne suis pas le seul dans le camp hostile à l'internat. Savez-vous ce que c'est qu'un collège, ô libres-penseurs ! s'écrie V. de Laprade, c'est un couvent ; le savez-vous, ô chastes mères de famille ! c'est une caserne, vous le savez trop, pauvres enfants ! c'est une prison. Et pourtant le collège est une précieuse ressource pour les familles, qui étant loin des centres d'instruction, sont placées dans cette alternative, de laisser leurs enfants ignorants ou de s'en séparer pendant de longues années.

De l'idéal de l'éducation. — L'idéal de l'éducation, pour un enfant, serait d'avoir le collège et la famille, les études au collège qui le prépareraient à la vie sociale et où il trouverait l'émulation dont il a besoin, et la vie de famille où il conserverait sa santé et sa pureté avec l'amour du foyer.

Le collège sans la famille, dit Paul Janet, est un système brutal et barbare auquel je préfère de beaucoup la famille sans le collège; et à son tour Legouvé, qui a bien pesé le pour et le contre, raisonne ainsi les avantages et les inconvénients de l'éducation au collège : « Certes, l'éducation publique agit énergiquement et salutairement sur les caractères. Elle les rend souvent plus fermes par le besoin de se défendre ; elle les rend plus justes par la nécessité de respecter les droits d'autrui ; elle mate les orgueilleux et tourmente les vaniteux, elle trempe les pusillanimes par une vie rude et simple ; mais aussi que de leçons de mensonge, d'envie, d'indélicatesse, parfois d'improbité ! Abandonnez un caractère un peu farouche ou un peu faible à ce monde où règne la force, et il va souvent devenir cruel et lâche, despote ou vil; je ne parle pas des autres vices. La vie commune est une vie de lutte, il ne faut s'y présenter qu'armé. Or, qui peut armer l'enfant ? Sa mère seule. »

Si le collège est une nécessité, que les familles qui doivent absolument lui donner un interne ne le fassent que le plus tard possible. Au point de vue de l'hygiène et au point de vue moral l'externat, surtout l'externat surveillé, est ce qu'il y a de mieux. Reste la demi-pension comme moyen terme, mais il faut pour cela habiter la ville. Il y a dans les grandes villes bon nombre d'institutions qui ont la prétention de reconstituer à portée du collège ce foyer qui manque à l'enfant. L'hygiène l'approuve quand l'institution est à la campagne et que le directeur est un père de famille, ayant souci du bien des enfants qui lui sont confiés [1]. L'enfant est moins enfermé et la vie du collège bien adoucie. Mais si ceci convient aux familles qui ne peuvent faire autrement, pourquoi celles qui pourraient garder leurs enfants les envoient-elles au lycée ou même dans la meilleure des « pensions » ?

Comme l'a souhaité un de nos poètes :

Si la vie est à l'homme une dure maîtresse,
Qu'elle soit douce au moins et clémente à l'enfant !

Le maître d'études. — L'institution des maîtres d'études, des surveillants, des répétiteurs soulève, aussi bien dans les familles que dans l'université, des critiques fondées. Ces fonctions délicates de l'enseignement sont confiées à des jeunes gens qui ne sauraient en faire une vocation, mais qui acceptent par nécessité pour un moment (et quelquefois aussi pour toute leur vie, hélas!) une position sans issue. Il y a certainement des jeunes gens malheureux qui sont là par suite de circonstances inattendues, et qui travaillent pour en sortir au plus vite, mais ceux-là sont obligés de mener de front leurs études et la

(1) Mon excellent ami M. Figuiera, qui dirige à la porte du bois de Boulogne une institution de ce genre, devrait trouver des imitateurs. Sa maison, entourée d'un parc où les élèves prennent leurs récréations et jouent librement sous l'œil du maître, est une véritable maison de famille.

J'ai vu de semblables maisons à Vevey, au bord du lac de Genève, et en Angleterre.

surveillance d'enfants traditionnellement sans pitié.

Le maître d'études ne quitte l'enfant au collège que pendant les quelques heures de classes, il le suit à l'étude et à la récréation, au réfectoire et au dortoir, à la promenade ou à la retenue et pour changer de figure il ne change guère de manière de faire, et serait-il parfait, il est destiné à trouver peu de sympathie parmi les élèves dont il est le surveillant. Il le sait bien, puisqu'il a, lui aussi, été au collège, mais les agacements auxquels il est soumis, joints à l'humiliation de remplir un rôle qu'il sent ne point être fait pour lui, rendent hargneux et sévère celui qui aurait été le plus aimable et le plus doux.

La discipline au collège. — Les maîtres, eux, ne châtient pas, cela leur est défendu, et d'ailleurs nos grands collégiens se défendraient avec leur encrier ou leur plus gros dictionnaire, mais ils administrent des pensums ou des retenues. Voilà encore un châtiment corporel qui nous touche, nous médecins : nous ne voulons pas qu'un enfant déjà enfermé à la classe et à l'étude, confiné entre quatre murs pendant la récréation, soit condamné à passer ce temps court de la récréation ou de la promenade à la salle de retenue, à laquelle d'ailleurs il s'habitue comme à tout autre moyen de discipline.

Le pensum ne doit être qu'un moyen disciplinaire qu'on pourra racheter par des exemptions. C'est un malheur quand il prive un écolier de sa récréation. Quant à la retenue de promenade, elle devrait être rendue moins longue ou remplacée par autre chose, je ne sais par quoi, mais je suppose qu'on pourrait, en donnant à l'enfant plus d'attrait pour son travail, plus de récompenses et d'encouragements, lui éviter des heures de paresse et de retenue.

Le séquestre, aujourd'hui supprimé, était la pire des punitions, car l'enfant laissé seul dans une prison sans air, inoccupé, ne manquait pas de se livrer à des habitudes d'impureté. L'hygiène voit son abolition avec plaisir. C'est aussi avec satisfaction que nous voyons les décorations revenir; l'inscription au tableau d'honneur, les récompenses et les prix, et tous les moyens d'émulation que l'on voudra feront plus de bien que les punitions, toutefois il faudra se garder de surexciter la vanité des écoliers, car l'émulation même peut devenir une mauvaise chose si elle est poussée trop loin. En Allemagne, on n'a pas de prix et on y travaille tout autant que chez nous.

L'hygiène du collège. — L'externe reste peu au collège relativement à l'interne qui pendant dix mois ne quitte l'établissement que pour les sorties ou les promenades des jeudis et dimanches. Aussi quand les conditions hygiéniques sont mauvaises ce sont ces derniers qui en souffrent particulièrement Si les salles de classe sont mal aérées, mal ventilées, si les bancs et les tables par leur mauvaise disposition contribuent à produire des attitudes vicieuses les externes au moins ont des compensations chez eux et la contrainte de l'étude ne les atteint pas autant. Mais il n'en est pas ainsi de l'interne, qui ne quitte la classe que pour l'étude et l'étude que pour la classe. Je ne parle pas des récréations trop courtes dans des cours trop étroites, et des promenades souvent abrégées par les retenues qu'on a tant d'occasions de recevoir depuis cinq heures du matin jusqu'à neuf heures du soir, sans compter qu'on peut bien encore attraper la nuit une punition pour le lendemain. C'est ce qui fait que des enfants qui ont quitté la maison avec ce teint frais et cet air de prospérité qui sont la marque de la santé y rentrent, après quelques mois d'internat, étiolés, pâles, malingres et affaiblis, avec des yeux cernés et sans expression, parfois avec le dos voûté, en un mot méconnaissables. C'est la longue sédentarité qui a fait cela. Comme le dit M. Peter, « dans les maisons d'éducation, il n'y a pas que la vie unilatérale dans la direction de l'intelligence, le travail excessif du cerveau et la réparation matérielle insuffisante ; il y a la rumination de l'air dans les salles d'étude mal ventilées durant la saison chaude et nullement pendant la froide ; la rumination de l'air dans les dortoirs, moins aérés que ne le sont les salles d'étude ; il y a durant la plus grande partie du jour la claustration loin du soleil, c'est-à-dire l'étiolement, l'immobilisation sur des bancs, c'est-à-dire les muscles au repos, la cervelle aux travaux forcés. Tel alors était né pour être un cultivateur bien portant qui devient un *fort en thème* tuberculeux. »

Comment pourrait-il en être autrement, tant que l'enfant travaillera trop et qu'il travaillera dans de mauvaises conditions d'hygiène? Certainement on a amélioré le régime du collège, mais il n'en est pas moins, en principe, contraire aux besoins du jeune âge. Il intervertit les termes de la loi qui préside aux besoins du corps et de l'esprit. Tant que l'internat sera nécessaire. et il semble qu'il ne puisse pas en être autrement, le mal ne fera que continuer et nous ne pourrons que désirer qu'il soit limité aux enfants pour lesquels on ne peut faire autrement.

Les collèges à la campagne. Lycée de Vanves. — L'hygiène trouve un commencement de satisfaction dans ce fait que plusieurs villes ont déjà des petits lycées hors de leur enceinte. Comme l'a dit Victor de Laprade, c'est là que la véritable éducation, la saine et joyeuse et vivifiante culture de l'enfant peut seule se faire.

Le grand inconvénient des anciens bâtiments scolaires, c'était en effet leur situation au centre des villes, et aussi leur exiguïté relativement au nombre d'élèves qui les fréquentent. Ces inconvénients, moindres pour les externes, grandit pour les internes d'autant plus que la vie factice que nous nous sommes faite pèse sur notre génération future pour la prédisposer à une débilité marquée.

Si une école est trop petite pour le nombre des élèves, chacun d'eux n'a plus assez d'air à la classe, à l'étude, au dortoir, à la cour, de là l'encombrement avec toutes ses conséquences possibles. En dehors de la facile transmission des maladies contagieuses et épidémiques, c'est l'anémie avec son cortège de misères, pâleurs, faiblesses, alanguissements, énervement, tristesse, maux de tête, névralgies, saignements de nez, digestions imparfaites et une autre plus redoutable encore qui se cache souvent derrière elles : la phtisie pulmonaire.

Ce n'est pas le lieu ici d'entrer dans des considérations étendues sur la construction, la disposition ou l'hygiène des collèges et lycées. Ce que nous pouvons faire, c'est de choisir pour nos enfants, non les lycées ou collèges où ils seront « poussés », mais ceux où ils seront nourris et soignés selon les vœux de l'hygiène. Il nous faut de l'air, de l'exercice, de l'eau qui semble coûter cher à la façon parcimonieuse avec laquelle on baigne nos collégiens!

Quant aux détails, aux soins de propreté, de couchage, de vêtement, d'exercice, d'éducation physique en général, je renvoie à ce que j'ai dit dans la *seconde partie.*

Jules Simon, dans un ouvrage que j'ai déjà cité [1], « conseille à ceux qui voudront voir un établissement modèle, d'aller se promener à Vanves, tout près de Paris, on pourrait presque dire dans Paris même, car le collège est au bout de la rue de Vaugirard. La grille à peine franchie, il semble que la ville s'évanouisse comme par un coup de baguette et vous ne voyez plus que des champs et des arbres.

[1] La *Réforme de l'enseignement secondaire.*

C'est un premier avantage, d'être hors de la ville, et par conséquent en bon air, car il n'y a de bon air que là; près de la ville aussi, et, par conséquent, à portée des familles, pour qui la visite est une charmante promenade. Le collège est au milieu d'un parc ; je dis bien un parc; ce n'est pas une exagération; il n'y a que les millionnaires qui puissent se donner le luxe de ces jardins, de ces pelouses et de ces grands arbres. Les pauvres cours du collège Louis-le-Grand tiendraient dans un coin de cette vaste enceinte. Il serait facile d'y avoir un bassin, formé par une eau courante, où l'on pourrait faire quelques brasses, et d'y construire un manège ; on s'en occupait quand j'ai quitté l'administration. Les fleurs et les arbustes sont en assez grand nombre pour donner aux enfants quelques idees de botanique et d'horticulture; on leur a abandonné, derrière la maison, un terrain qu'ils transforment en jardinets, ce qui leur permet de remuer un peu la terre et par la même occasion, comme dit Jean-Jacques, leurs matelas. Rien ne manque au gymnase couvert; à côté est le gymnase en plein vent pour l'été. Avec ce grand développement de terrain qui est en pente, et qu'on embrasse d'un coup d'œil, malgré son étendue, on a pu se dispenser de circonscrire dans un carré d'une vingtaine de mètres l'activité des enfants, ils peuvent se répandre partout, courir à toutes jambes, ou se promener par bandes, ou marcher en rangs, au pas militaire, sans sortir de chez eux, ou faire à leurs familles et à leurs visiteurs les honneurs de leur jardin. Vous ne voyez point là de ces petits soldats moroses ou de ces moinillons, qui saluent froidement leurs maîtres en passant devant eux, parce que c'est le règlement; le proviseur ne paraît pas sur la terrasse sans qu'on en voie venir plusieurs tout courants pour demander une caresse comme feraient avec leur père les fils de la maison. Les classes sont spacieuses, élevées de plafond, avec de hautes et larges fenêtres qui versent un grand jour réjouissant et bienfaisant. Les corridors même ont de la lumière et de la gaieté. L'air y est sans cesse renouvelé. On n'y sent ni le voisinage de la cuisine ou des lieux d'aisance, ni cette odeur de renfermé et de moisi dont les couvents et les collèges ont tant de peine à se débarrasser. Les études et les dortoirs prennent jour de deux côtés, pour que la ventilation soit complète toutes les fois que les élèves sont dehors. L'infirmerie ressemble aussi peu que possible à un hôpital; elle a assez de chambres pour isoler tous les malades, et comme la religieuse me les faisait admirer : « Ce que j'admire surtout, ma chère sœur, lui dis-je, c'est de les trouver vides. » Si seulement on avait, au lieu d'études et de dortoirs, des chambres particulières, comme à Éton ou à Harrow, Vanves serait un idéal. La guerre, hélas! l'avait bien maltraité; que ne maltraite pas la guerre? Elle n'épargne ni les mourants ni les enfants; mais il est aujourd'hui plus souriant que jamais. Il y restait encore trop de places vides la dernière fois que j'y suis allé. Je m'en étonne.

C'est une suite de l'indifférence des Parisiens pour les merveilles qu'ils ont à côté d'eux. Ils voient de loin cette belle maison, quand ils vont à Versailles par le chemin de la rive gauche; et ils la prennent pour le château de quelque prince. C'est un ancien palais qui a monté en grade, puisqu'il est devenu un collège. Il y a du luxe, en effet, mais dans le jardin; le luxe de la nature, le seul qui soit toujours permis; dans la maison, au contraire, rien que de sérieux et de modeste; de bonnes petites couchettes en fer, des matelas en nombre suffisant, pas trop douillets, parce qu'il ne faut pas s'amollir; des planchers bien propres, sans tapis; des rideaux de percale aux fenêtres; d'honnêtes banquettes de chêne pour les écoliers, et des chaises de paille pour les professeurs, qui comptent parmi les meilleurs de Paris. »

CHAPITRE IV

SÉDENTARITÉ ET SURMENAGE.

« .... Malgré tout il vit. Alors un maître
S'empare de sa vie. Un supplice nouveau
Commence. Sans relâche on meurtrit son cerveau.
On laboure en tous sens sa mémoire obsédée
De sillons douloureux où doit germer l'idée. »

. . . .

(JEAN RICHEPIN.)

Le développement de l'enfant, pour se faire d'une manière harmonique, doit obéir à certaines règles qu'on ne peut violer impunément, aussi, la première pierre d'achoppement que l'hygiéniste aperçoit sur la route d'un écolier, c'est le surmenage ou le malmenage auquel on soumet son esprit, surtout dans les classes élevées, d'où il résulte une fatigue du cerveau. Par contre, le corps, soumis à une sédentarité forcée, souffre de ne pas jouir de ses mouvements et de l'activité naturelle et nécessaire à l'âge où il se développe encore.

De même, l'enfant du pauvre mis de bonne heure, de trop bonne heure, sous le joug du travail à l'atelier ou dans les fabriques, souffre d'une sédentarité analogue et d'un surmenage du corps qui n'est pas moins dangereux pour son développement ultérieur.

Voilà autant d'écueils qu'il faudrait éviter, mais en attendant qu'une charité bien entendue affranchisse l'enfant du travail manuel, pendant qu'il a besoin d'aller à l'école, l'hygiéniste constate les faits accomplis, déplore le martyrologe douloureux du travail physique et espère que ce sont là des conditions transitoires et que le progrès accompli déjà promet de meilleures conditions pour l'avenir. N'y a-t-il pas, en effet, une loi Roussel qui protège les enfants en bas âge contre le travail manuel?

Écoutez ce que disait autrefois Platon [1] : « Il ne doit y avoir, dans les formes de l'enseignement, rien qui contraigne les enfants à apprendre.

— Pour quelle raison?

— Parce que l'homme libre ne doit rien apprendre en esclave. Que les exercices du corps soient forcés, le corps n'en profite pas moins que s'ils étaient volontaires; mais les leçons qui entrent de force dans l'âme n'y demeurent pas.

— Il est vrai.

— Ainsi, mon cher ami, bannis toute violence des études de ces enfants : qu'ils s'instruisent en jouant; par là, tu seras plus à portée de connaître leurs dispositions particulières. »

(1) Platon, *La République*.

I. — Sédentarité scolaire.

La contrainte scolaire qui cloue un enfant pendant dix ou onze heures par jour entre une table et un banc, contrainte qui n'est pas sentie par nos garçons forts, mais qui est une épreuve pour les enfants débiles, est un danger pour tous en attendant une loi Roussel qui les protège.

Les enfants indisciplinés, eux, ont encore à ajouter à ce temps déjà trop long, celui de la retenue qui empiète sur la récréation, les promenades ou les sorties.

J'ai parlé des bâtiments scolaires défectueux, premier inconvénient pour l'élève qui est enfermé dans une atmosphère viciée : « L'haleine de l'homme est mortelle à l'homme. » On peut dire : « Il n'est pire air que celui qui dort. » L'air confiné, même dans un milieu inhabité, sent le moisi. L'élève est penché sur une table où, par une mauvaise disposition de celle-ci, par rapport au banc, il prend une position vicieuse d'où peut résulter, pour l'enfant, soit la myopie s'il rapproche trop ses yeux de son papier, soit une déviation de la taille s'il est contraint à une attitude qu'il ne peut longtemps prolonger sans inconvénient. La myopie augmente si l'éclairage est défectueux, ce qui n'est pas rare [1], et quant aux déviations de la taille, elles sont

[1] Voyez Galezowski et Kopf, *Hygiène de la vue*, 1888, J.-B. Baillière.

souvent favorisées, il est vrai, par une mauvaise éducation première ou l'hérédité; mais il est constant que les dos ronds, pour ne parler que d'une difformité bien commune, sont fréquents chez nos trop sédentaires écoliers, garçons ou filles. La trop longue durée des classes et des études sous la contrainte qu'impose la surveillance, conspire avec tout le reste pour favoriser ces déviations.

N'est-il pas remarquable de voir que la proportion des myopes croît en raison du progrès de l'instruction? Que dira-t-on en présence de ce fait bien établi, qu'en Allemagne, on trouve dans les écoles 50 p. 100 de myopes?

Je parle des yeux et de la taille, mais les grandes fonctions de l'économie souffrent toutes de la sédentarité. Quel est le médecin qui n'a pas observé des troubles digestifs, des embarras d'estomac, des douleurs de gastralgie et autres malaises qui tiennent à la position longtemps assise de nos trop sédentaires collégiens?

La digestion souffre, c'est entendu. Il en est de même de la respiration : l'air confiné, le manque d'exercice, la vie sédentaire enfin, avec tout ce qui l'accompagne, favorise, cela n'est pas douteux, les maladies de poitrine. Il y a des parties du poumon qui ne sont jamais mises en jeu, elles s'altèrent et sont envahies par la phtisie. Et le système nerveux, que devient-il sous l'effet de la contrainte scolaire qui pèse sur l'enfant au moment où son développement est le plus rapide?

Les maux de tête qui passent par la cessation du travail et qui reviennent dès qu'on le reprend, ne sont souvent qu'un son de cloche qui annonce une fièvre cérébrale ; je ne dis rien des autres maladies. Le cerveau s'invalide et devient, quelquefois pour longtemps, impropre à l'étude. Tels sont quelques-uns des effets de ce que M. Peter a appelé la *claustration scolaire*.

II. — Du surmenage intellectuel.

Depuis quelques années, hygiénistes et universitaires, et l'Académie de médecine elle-même, se préoccupent du danger que courent les jeunes gens qui, pour se conformer à des programmes trop étendus, travaillent trop et ainsi développent l'esprit aux dépens du corps. Il y a là un surmenage ou, si on veut, un malmenage de l'esprit aussi bien que du corps, dans la préparation des candidats pour les examens aux écoles qui, se faisant par voie de concours, forcent chacun à aller vite. Le surmenage intellectuel est un danger pour l'esprit comme la sédentarité est un danger pour le corps, s'il est permis de séparer ces deux choses qui se tiennent si étroitement liées, car la fatigue du cerveau qui résulte du surmenage, retentit sur l'être tout entier. C'est en voulant faire entrer trop de choses dans la tête de nos écoliers qu'on les écrase sous le faix. Instituteurs publics ou privés, professeurs de l'enseignement universitaire ou de l'enseignement libre, laïques ou religieux, tous ceux dont nous avons recueilli les opinions, pensent comme nous, que la jeunesse de nos lycées, séminaires, collèges, est surchargée de devoirs excessifs, au grand détriment de son corps et de son esprit ; que la culture des forces physiques est nulle ou insuffisante dans toutes nos maisons d'éducation ; que l'exagération des programmes d'examen est aussi funeste aux bonnes études qu'à la bonne hygiène de l'adolescence [1].

Un excès de travail, loin de conduire à des succès en rapport avec l'effort qu'il comporte, n'est le plus souvent suivi que de mauvais résultats. Comme l'a dit Plutarque de son temps : « Les plantes modérément arrosées croissent facilement, mais une eau trop abondante en étouffe le germe ; ainsi, l'âme se nourrit et se fortifie par un travail bien ménagé, l'excès l'accable et détruit ses facultés. »

« Le surmenage, dit M. Peter [2], provient de ce que, dans les choses de l'intelligence, on ne respecte pas la loi de l'offre et de la demande, c'est-à-dire que, dans les programmes d'études, la demande est supérieure à l'offre, qui est l'aptitude intellectuelle des candidats.

« La nature nous enseigne que, dans la masse des intelligences, ce qui domine ce sont les aptitudes moyennes ; en deçà, ce sont les faibles d'esprit ; au delà, les esprits supérieurs.

« Or, il semble que les programmes scolaires aient

(1) Victor de Laprade.

(2) Peter, *Discours à l'Académie de médecine*, 1887.

été faits pour ceux-ci. Mais eux, ils dépasseront toujours vos programmes, car ils étudient non seulement sans fatigue, mais avec plaisir et pour leur plaisir; car ils obéissent à une tendance, bien plus, à un besoin de leur intelligence, la soif de savoir.

« Les autres, les faibles d'esprit, n'atteindront jamais vos programmes; j'ajoute que les esprits moyens ne les atteindront qu'avec peine et au risque de rester pour toujours des fourbus du cerveau.

« Ainsi, les programmes trop touffus dépassent les aptitudes moyennes et inférieures et créent de véritables dangers : ces programmes sont à revoir et à réformer.

« Ce qui est à réformer également, c'est l'hygiène matérielle de l'école. Nous avons besoin d'un nouveau Rollin.

« En réalité, le surmenage intellectuel est une des formes du surmenage général auquel sont soumis les civilisés et particulièrement les Français. Nous sommes des surmenés, surtout depuis 1871 ; on sait pourquoi. Nous sommes des surmenés volontaires, des surmenés patriotiques luttant pour l'existence. »

Comme l'a exprimé Fonssagrives : l'enfant travaille trop tôt, il travaille trop, il travaille mal.

L'enfant travaille trop tôt. — L'enfant travaille trop tôt et les programmes qui lui imposent de bonne heure une fatigue exagérée en sont la cause. Quel est le plus robuste d'entre nous qui n'est pas plus ou moins fatigué après un travail d'esprit un peu soutenu ? Et en serait-il autrement pour de jeunes élèves qui n'ont pas encore atteint leur entier développement? J'accorde que les impressions se font vite sur cette « cire molle », les faits se gravent dans ces mêmes esprits qui sont comme des toiles qui n'attendent que la couleur, mais qui croit que cela se fasse sans effort? qui croit que cette belle flamme de l'intelligence, comme diraient les poètes, brûle sans consumer? Les agronomes ne nous enseignent-ils pas qu'il ne faut pas faire travailler trop tôt les jeunes animaux sous peine de compromettre leur vigueur future ? Qui voudrait faire éclore la fleur avant que la tige ne soit formée ? Les fruits ne sont réellement beaux et bons que lorsqu'ils viennent en leur saison. Ne sommes-nous pas plutôt choqués que ravis quand on nous présente un de ces petits prodiges qui, dans un corps de huit ans, ont l'esprit et les connaissances de vingt ?

L'abandon de la culture hâtive contre laquelle se révolte la nature s'impose à tous, et aussi la nécessité d'employer les premières années à la culture du corps et des organes des sens.

Le travail de l'esprit fatigue plus que le travail du corps et le repos qui suit une marche d'où on revient avec les jambes harassées est plus réparateur que celui du savant dont la migraine fait tomber la plume ou fermer les livres. Le médecin peut donc, sans craindre de porter atteinte à la liberté individuelle, s'immiscer dans cette question de l'instruction hâtive et dire aux parents que, avant de vouloir que leurs enfants soient des phénix, ils doivent tout d'abord leur assurer une bonne santé. Quelles que soient les exigences des programmes, les qualités des maîtres et les dons naturels de l'enfant, il ne faut pas vouloir que l'intelligence devance le corps et qu'elle soit mûrie avant qu'il ne soit formé. Chacun de nous n'a-t-il pas connu des enfants qui, dès l'âge de huit ou dix ans, étonnaient par leur savoir encyclopédique et qui plus tard étaient incapables d'avancer, montrant ainsi combien était défectueux le système de serre chaude qui les avait formés? Petits prodiges de quinze ans et vrais sots toute leur vie, a dit Mme de Sévigné déjà de son temps.

C'est surtout l'éducation publique qu'il est dangereux de commencer trop tôt. « Rien ne nuit plus à l'originalité de l'esprit », dit Legouvé, que l'éducation publique et commune trop tôt commencée. Jetez dans un seau de petits cailloux de toutes formes, et remuez-les longtemps ensemble, le frottement les aura bientôt changés en autant de pierres rondes. Ainsi des enfants. Que d'intelligences rebelles mais fortes au fond, que d'esprits délicats ou de natures puissantes mais dont la puissance même réclamait des soins particuliers, ont été rebutés, dégoûtés, empoisonnés par ce régime de gamelle! »

J'ai dit comment l'éducation privée, l'éducation par la mère, devait être menée, comment elle devait être plutôt un jeu qu'une étude, jusque vers six ans où l'enfant apprendra à lire sans effort et sans fatigue. Comme l'a dit le proverbe :

« Il ne faut pas voler avant d'avoir des ailes. »

L'enfant travaille trop. — Le danger est toujours de donner trop plutôt que trop peu, et les mêmes parents qui ont voulu faire commencer leurs enfants à travailler trop tôt les font travailler trop, pour la même raison, aussi se trouvent-ils, par vanité ou faute de comprendre les véritables besoins de l'enfant, avoir tout fait pour le fatiguer et en faire un *surmené*. Le moindre inconvénient de cette manière de faire tout à fait contraire à la nature, de vouloir l'épi avant la tige c'est que la tige manque et l'épi de même. Certainement, comme le dit Michelet, « les enfants de huit à treize ans ont une aptitude singulière pour saisir les choses subtiles, mais cela fait trembler. Qui use de cette précocité, risque fort de les sécher, de les faire pour toujours délicats, faibles, arides (disons le mot : fruits secs).

Il faut, tout au contraire, leur donner des choses grossières, épaisses, saisissables et palpables, qui nourissent sans trop affiner. »

Les éducations hâtives, surchauffées, ne donnent que des fruits sans goût n'ayant que l'apparence, et la plupart sont interrompues par la fièvre cérébrale ou une fatigue qui exigera un long repos. Il faut se rappeler le vers de Racine :

« Qui veut voyager loin ménage sa monture. »

Dès les petites classes l'enfant travaille trop, même s'il n'a que quatre heures d'enseignement, et les devoirs qu'on lui impose pour qu'il les fasse à la maison s'il est externe, ou à l'étude s'il est interne, lui prennent trop de temps, qui serait plus utilement employé en exercices physiques.

« *Le collège* « *disait* M. de Laprade, » impose aux enfants, pendant les années les plus essentielles au développement physique, une immobilité de onze heures par jour entre un banc et une table, *onze* heures présumées d'attention et de travail d'esprit. Les élèves externes sont soumis au même supplice, astreints qu'ils sont à faire les mêmes devoirs, à griffonner la même quantité de papier. Réduisez de moitié cette tâche monstrueuse, gardez à l'étude cinq ou six heures. L'âge mûr bien réglé n'en comporte pas davantage. Rendez à la vie du corps et du cœur ces cinq heures soustraites au fonctionnement mécanique du cerveau ; donnez-les à la gymnastique, à la promenade, au grand air... »

Les jeunes élèves jusque vers douze ou treize ans, auraient assez de six heures de travail par jour, et après cet âge on pourrait les faire travailler huit heures comme en Amérique, où on a établi la règle des trois 8 : huit heures de travail, huit de liberté et huit de sommeil. Ce sera aux universitaires à régler leurs programmes d'après ce temps maximum que l'on peut accorder à l'étude, et aux parents à veiller à ce que leurs enfants ne soient pas écrasés sous le poids d'une instruction *homicide*.

Résultats. — Toute cette fatigue d'un travail précoce et exagéré donne-t-elle des résultats en rapport avec ce que l'on serait en droit d'en attendre? non, car la plus grande partie de ce travail est perdu. A l'étude, on perd son temps comme en classe, ici en suivant ou en ne suivant pas la leçon du professeur, car l'enfant a souvent :

Les pieds ici, l'esprit ailleurs ;

là en devoirs le plus souvent inutiles ou peu profitables. Nos noms gravés dans le bois de nos pupitres ont pu dire aux nouvelles générations que leurs prédécesseurs n'étaient pas tout entiers à l'étude ; les grimaces et les singeries, les causeries et les niches sans cesse inutilement réprimées par des pensums ou des retenues, étaient un délassement de l'esprit peu profitable il est vrai, au point de vue de l'hygiène et de la morale, mais qui s'expliquait par le besoin d'échapper à la contrainte.

Comptez les devoirs copiés et recopiés plusieurs fois sans profit pour la calligraphie ou l'orthographe ; comptez tout ce qu'on peut supprimer de travail inutile ou fait en pure perte, et voyez s'il n'est pas possible de trouver, même avec les programmes actuels, du temps pour des récréations plus longues, pour des exercices hygiéniques qui pourront sauvegarder les écoliers des habitudes vicieuses et de beaucoup d'autres conséquences de la sédentarité.

D'ailleurs, le travail perdu compte pour la fatigue intellectuelle comme s'il servait à quelque chose, et une vie perdue est souvent le résultat fatal d'une éducation intellectuelle où on a tout sacrifié aux études ou... aux punitions.

Veut-on savoir quelles sont les conséquences au point de vue de la santé? Il est démontré aujourd'hui que le travail d'esprit fatigue au moins autant que le travail manuel. On a observé que la température de la tête s'élève, même dans la simple lecture à haute voix. Comment s'étonner après cela que l'écolier surmené ait des maux de tête? des poussées de fièvre qu'on attribue bien à tort à la croissance? que les jeunes filles aient la chlorose, la chorée et des maladies nerveuses qui semblent caractériser notre époque? Tout le monde comprend que l'insomnie qui résulte du surmenage empêchant le cerveau de se reposer le prépare à des maladies, et si on doit s'étonner de quelque chose, c'est de voir qu'il n'y ait pas plus de jeunes gens emportés par la fièvre cérébrale!

Combien de jeunes élèves d'abords brillants sont devenus plus lents à comprendre et presque incapables de continuer leurs études! Et que doivent devenir les qualités morales de l'individu dont la cervelle est ainsi aux travaux forcés?

« On n'entre dans les écoles qui conduisent aux premiers grades (c'est M. de Laprade qui parle) qu'au prix de ces excès de cerveau destructeurs de l'énergie du corps à un âge où la vitalité physique doit être avant tout cultivée comme la condition nécessaire de toutes les forces morales ».

Le remède. — Oui, il faut d'abord cultiver la vitalité des forces physiques, et les détails dans lesquels je viens d'entrer montrent quel prix l'hygiéniste attache à ce que le corps soit formé avant l'esprit et développé parallèlement avec lui. Il ne faut pas que le corps puisse, selon le mot de Bacon, s'il appelait l'âme en justice « la convaincre de mauvaise administration ».

De douze à quinze ans, six à sept heures d'application par jour progressivement suffiraient si elles étaient bien employées. C'est aux universitaires à modifier leurs programmes d'examens et de concours en tenant compte du temps qui peut sans danger être donné à l'étude. C'est la qualité, non la quantité de ce qu'on apprend qui importe.

Pendant que l'on diminue le travail intellectuel, on peut faire une part plus large aux besoins du corps. Les jeux et la gymnastique, les promenades ou les exercices militaires seront pour le corps ce que les heures de classe ou d'étude seront pour l'esprit, et si tout est bien réglé, on verra les forces de l'enfant et ses facultés se développer et se conserver dans une parfaite harmonie.

Vœux de l'Académie de médecine. — L'Académie de médecine, qui a examiné dans ces derniers temps la question si importante du surmenage intellectuel et de la sédentarité, s'est arrêtée aux conclusions suivantes, que M. le Dr Brouardel a lues à la tribune :

» L'Académie de médecine appelle l'attention

des pouvoirs publics sur la nécessité de modifier, conformément aux lois de l'hygiène et aux exigences du développement physique des enfants et des adolescents, le régime actuel de nos établissements scolaires.

« Elle pense que les collèges et lycées pour élèves internes doivent être installés à la campagne, que de larges espaces bien exposés doivent être réservés pour les récréations, que les salles de classe doivent être améliorées au point de vue de l'éclairage et de l'aération.

« Sans s'occuper des programmes d'études, dont elle désire d'ailleurs la simplification, l'Académie insiste particulièrement sur les points suivants :

« Accroissement de la durée du sommeil pour les jeunes enfants.

« Pour tous les élèves, diminution du temps consacré aux études et aux classes, c'est-à-dire à la vie sédentaire, et augmentation proportionnelle du temps des récréations et exercices.

« Nécessité impérieuse de soumettre tous les élèves à des exercices d'entraînement physique proportionnés à leur âge (marches, courses, sauts, formations, développements, mouvements réglés et prescrits, gymnastique avec appareils, escrime de tout genre, jeux de force, etc.). »

CHAPITRE V

DE L'ÉDUCATION DES FILLES.

« Ne vous reposez pas sur d'autres que sur vous-mêmes du soin d'élever vos filles. »
(SAINT JEAN CHRYSOSTOME.)

Ce que j'ai dit de l'hygiène des enfants en général s'applique également aux filles et aux garçons, je n'y reviens pas, mais je dois faire quelques remarques quant à l'instruction qu'il convient de leur donner. Il est bien entendu que j'en parle en hygiéniste, non en universitaire, n'ayant en vue que la santé des enfants et ne m'occupant qu'à cet unique point de vue de la manière dont on dirige leur éducation.

Il faut à la jeune fille des études spéciales. — Si la femme a son costume, ses mœurs, son rôle particuliers à son sexe, elle doit aussi avoir des études spéciales ; ces études doivent tendre à leur destination particulière, et, comme on l'a dit, à « les instruire par rapport à leurs fonctions ». La femme doit étudier, pour la pratiquer un jour, la science maternelle, qui a trois branches distinctes : maternité physique, préparant à l'enfant une bonne constitution et une heureuse venue et le conduisant au travers des mille périls du développement corporel ; maternité morale, ébauchant l'homme moral ; maternité intellectuelle, jetant les bases de l'édifice d'instruction de plus tard. Je ne fais pas à la femme l'injure de la limiter à l'instruction élémentaire, je veux au contraire qu'on la lui donne aussi étendue, aussi complète, mais aussi pratique que possible. « Rien n'est comparable à une femme bien instruite » a dit l'Ecclésiaste, et j'ajoute bien instruite, dans ce qu'il lui importe de savoir, bien instruite dans cette science maternelle que je propose à son ambition.

Plus la femme est une créature mobile, impressionnable, facile à tourner, au bien et au mal, plus il lui faut comme contre-poids une éducation sérieuse et solide, et non une éducation de parade qui ne serait qu'un ornement. Mais, comme l'a dit La Fontaine, il arrive souvent que :

Nous faisons cas du beau, nous méprisons l'utile;
Et le beau souvent nous détruit.

L'économie domestique, l'éducation des enfants, voilà surtout ce qu'il faut édifier sur une instruction élémentaire ou élevée suivant les cas et à laquelle on ajoutera, suivant les goûts, les arts d'agrément.

La famille et le « lycée de jeunes filles ». — J'ai demandé que l'enfant restât dans la famille ;

c'est surtout pour la jeune fille que je voudrais qu'il en fût ainsi. Les familles de province, celles qui habitent la campagne trop loin des villes pour y envoyer leurs filles comme externes ou comme demi-pensionnaires, le plus souvent ne peuvent pas non plus leur donner des institutrices capables de les élever. Ces familles ont la précieuse ressource des lycées et des collèges de filles, cette création nouvelle de l'État qui leur promet une instruction plus solide et plus complète que les pensions ordinaires, mais avec l'internat qui a plus d'inconvénients encore pour les jeunes filles que pour les garçons. L'idéal ici est encore l'externat au lycée et la vie de famille.

On vient d'inaugurer à Paris il y a quelques jours à peine un lycée de jeunes filles qui est placé sous le patronage de Racine. M. Spuller, ministre de l'instruction publique, qui présidait à cette solennité, et M. Gréard, vice-recteur de l'Université, sont allés au-devant des objections soulevées par la création des lycées de filles, non pas pour les réfuter orgueilleusement, mais pour les désarmer et les rendre vaines par de sages concessions et de satisfaisantes explications.

« Il ne s'agit pas, nous a-t-on dit, de faire de ces femmes savantes qu'a ridicularisées l'un de ne nos grands génies, mais bien des femmes capables d'accomplir la mission élevée qui leur incombe dans la vie. Nous sommes de ceux qui croient que l'homme et la femme, tout en ayant des tâches et des missions différentes, doivent s'entr'aider et se soutenir mutuellement.

D'ailleurs, tous ceux qui se sont occupés de l'éducation des femmes, depuis Mme de Maintenon jusqu'à nos jours, ont cherché à faire des femmes, non pas des êtres inutiles à la société, dont elles n'étaient autrefois que l'ornement, mais bien des femmes de mérite. Gœthe a bien expliqué ce qu'il faut entendre par *femme de mérite*, en disant « que si l'une d'elles venait à perdre son mari, elle pourrait devenir le père de ses enfants ».

Ces « femmes de mérite » capables de suppléer l'homme, qui sont des maîtresses de maison de premier ordre et des éducatrices modèles, seront-elles mieux préparées à remplir leur rôle par le collège ou par la famille? Je crois bien que l'éducation en commun au « lycée » donnera à nos filles une instruction plus complète et plus méthodique que l'éducation à la maison, mais j'hésite à croire qu'elle leur donne la « science maternelle » que j'ai proposée aux mères pour bien remplir leur rôle.

Travaux manuels. — Je n'ai pas à faire ici un programme d'éducation ; mais, m'intéressant à la santé des enfants, je demande au nom de l'hygiène que l'instruction des filles soit dirigée de façon à ne pas compromettre leur développement physique. Par exemple, si on confine une pensionnaire à la classe ou à l'étude, si on la tient au piano plusieurs heures par jour, je proteste ; si on l'assujettit à des travaux trop longs de crochet ou d'aiguille, je proteste encore, tout en reconnaissant que :

> La vertu qui convient aux mères de famille,
> C'est d'être la première à manier l'aiguille.

Qu'elles soient des Pénelopes industrieuses, sachant mettre la main à tout, ou « femmes fortes » comme la femme du livre des Proverbes, dont « la main a pris le fuseau », c'est très bien, parce que c'est dans leur rôle ; mais où l'excès nuisible commence, c'est quand les travaux d'aiguille devenant une passion occupent de longues séances dans une posture qui gêne les fonctions de l'économie, prédispose aux attitudes vicieuses et expose au froid aux pieds et aux maux de tête, à l'anémie et à tous les accidents qui l'accompagnent. Le remède est dans la mesure du travail, il consiste à alterner les travaux manuels avec les travaux de l'esprit, les exercices du corps et les jeux. Chaque ouvrage particulier met en activité certains groupes de muscles et en laisse d'autres au repos. Évitez, dit M. Necker de Saussure « ces longs ouvrages de femme que l'on avance sans y songer, dans lesquels la rapidité des pensées augmente l'agilité des doigts et en est augmentée à son tour ».

Je suis dans la famille ou dans l'école, non dans l'atelier, aussi je ne fais pas le martyrologe du travail manuel. Je dois dire cependant que ce n'est pas sans une certaine défiance que je vois la machine à coudre entrer dans les ménages, surtout si elle devait y être suivie des mêmes inconvénients. Si on peut garder la mesure de séances courtes et de préférence, avec des machines ne nécessitant que le jeu d'une pédale ou qui fonctionnent avec la main, l'objection est moins sérieuse. Ces travaux manuels ont en outre l'inconvénient de déterminer des attitudes vicieuses quand on les prolonge. J'ai parlé des inconvénients qui en résultent à propos de la sédentarité, je n'y reviens pas.

Des arts d'agrément. — Il me reste à dire un mot des arts d'agrément chez les filles. Certes, ils entrent bien dans leur programme ; qu'on leur enseigne donc la musique, le dessin, la peinture, mais tout cela avec mesure en suivant le goût et en le modérant quand il menace de devenir une passion, car la femme, qu'on me permette cette unique critique, ne fait rien avec mesure. Je vois des jeunes filles qui abusent du piano, lui consacrant tout le temps de liberté que leur laisse l'étude. C'est un tort; l'hygiéniste proteste au nom de la santé, et il n'est pas seul(1). Au moment de la pu-

(1) M. Camille Sée ayant demandé à M. Gounod quelle part il convient de faire au piano dans l'éducation des jeunes filles, l'auteur de *Faust* lui a répondu :

« Cher monsieur,

« Vous me demandez mon avis sur la part qu'il convient de faire à l'étude du piano dans l'éducation des jeunes filles.

« La réponse me paraît des plus simples : le moins de temps possible pour celles qui ne doivent pas en faire leur profession.

« Voilà mon sentiment tout cru ; je vous le livre.

« Bien à vous, « CH. GOUNOD. »

berté surtout, les jeunes filles qui se livrent à de longues séances à l'étude ou aux travaux manuels, sont d'autant plus exposées aux conséquences des attitudes vicieuses que leur débilité et leur tendance à la vie sédentaire les y expose déjà plus que les garçons.

On le voit, il faut instruire les petites filles pour en faire des femmes ; il faut les bien instruire, si on veut qu'elles soient bien préparées à leur rôle.

« Je consens que la femme ait des clartés sur tout », a dit Molière, un homme qui connaissait bien la femme. Je citerai aussi cette parole d'un écrivain qui l'a bien étudiée : « Savez-vous pourquoi il faut bien élever les femmes? Parce que c'est le meilleur moyen de bien élever les hommes (1)! »

(1) Legouvé.

CHAPITRE VI

CHOIX D'UNE PROFESSION.

> « La chose la plus importante de la vie, c'est le choix d'un métier. Le hasard en dispose. »
>
> (PASCAL.)

Soumis de bonne heure à la loi du travail, l'enfant couronne son éducation, qu'elle soit complète ou seulement élémentaire, par le choix d'une profession ou d'un métier. Dès ses jeunes années il montre ce qu'il sera plus tard, et en tout cas il importe, pour la bonne direction de ses études, de discerner de bonne heure quelles sont ses aptitudes. D'ailleurs la question : que ferons-nous de nos enfants ? ne se pose-t-elle pas à chaque instant dans le cercle de famille ? Vous est-il né un fils, dit Quintilien, « concevez d'abord de lui les plus hautes espérances. Cela même vous rendra plus attentif au commencement de son éducation. »

Deux formes du travail. — Le travail se présente sous deux formes qui spécialisent de bonne heure les études : le travail d'esprit, le travail manuel. On sépare trop, dans la pratique, l'activité de l'esprit de l'activité du corps. L'idéal qui répondrait aux vœux de l'hygiène serait d'une part l'accession des classes ouvrières aux jouissances de l'esprit, d'autre part, le réveil, chez les gens livrés aux travaux intellectuels, de ce besoin d'exercices corporels qui entretiendraient l'harmonie entre la santé du corps et celle de l'esprit.

C'est de bonne heure, nous l'avons vu, que cette harmonie doit être maintenue, et nous pouvons nous demander avec tristesse ce que nous promet pour l'avenir la génération qui s'édifie sous nos yeux. On sacrifie tout pour arriver vite dans ce « steeple chase » des positions à atteindre, et combien qui arrivent essoufflés, usés, incapables d'aller plus loin !

Le martyrologe des victimes du travail d'esprit est aussi attristant que celui des victimes du travail manuel ; à côté d'enfants mis au travail dès l'âge le plus tendre il y a les candidats aux diplômes et aux écoles dont le nombre grossissant toujours diminue d'autant les chances de réussite. Que fera-t-on de ces hommes qui arrivent à l'âge où ils peuvent être utiles à la famille et à la société et qui n'ont pas de culture intellectuelle? Et d'autre part quel avenir ont-ils devant eux, ces jeunes gens qui savent tout, mais qui, par manque d'avoir cultivé leurs forces physiques, sont débiles et souvent usés avant d'avoir rien pu faire de ce qu'ils ont appris? Quels soldats, quels chefs de famille, quels citoyens seront-ils?

Que les mères qui ont souci du véritable intérêt

de leurs enfants comprennent enfin qu'il ne faut pas former l'esprit aux dépens du corps ni non plus laisser sans culture l'intelligence sous prétexte de leur assurer un métier le plus tôt possible.

Le plus mauvais de tous les métiers. — De tous les métiers, le plus nuisible à la fois au corps et à l'esprit, c'est celui de vivre sans rien faire ; « l'accoutumance à porter le travail, a dit Montaigne, est accoutumance à porter la douleur ». Comme l'a exprimé Plutarque, « l'oisiveté, le mauvais régime et les délices énervent les corps les plus robustes; l'exercice et le travail fortifient les plus faibles. »

Les paresseux (c'est un auteur anglais qui parle) ne sauraient être classés parmi les vivants ; ce sont des morts qu'on ne peut pas enterrer [1].

Un travail modéré convient même aux gens d'une santé délicate qui voudraient peut-être pour cela rester inoccupés; il fortifie à la fois le corps et l'esprit.

Combien ne voit-on pas de jeunes gens lancés dans des carrières qui ne conviennent ni à leur santé ni à leurs aptitudes? Une imitation vaniteuse, un goût qui n'est pas raisonné, l'exemple, un choix inconsidéré, que sais-je, enfin, le hasard, décident souvent plus que les dispositions du sujet. C'est pour cela qu'il y a tant de déclassés, tant de gens obligés de changer de profession trop tard pour ne pas mieux

(1) W. Temple.

remplir la seconde que la première. Qui pense aux intérêts du foyer dans le choix d'une carrière? C'est cependant quelque chose que de conserver à la famille son intégrité et ne pas exposer son chef à vivre séparé d'elle comme c'est le cas pour les marins, ou de faire pérégriner femme et enfants de ville en ville comme cela arrive pour les fonctionnaires, qui perdent jusqu'à la tradition du foyer. On se campe, c'est le mot, en attendant qu'on vive à l'hôtel comme certains américains.

Si un jeune homme a un goût et une aptitude marqués pour une carrière, s'il en a réellement la vocation, et si sa santé lui permet de s'y préparer et de la suivre, il faut le laisser se diriger dans cette voie qu'il suivra avec plaisir et avec fruit; dans le cas contraire, il faut de bonne heure l'en détourner. On y réussira toujours, à moins qu'il s'agisse d'un appel impérieux du génie qui se cache dans l'écolier et qui doit éclore quand même.

Des parents intelligents qui veulent le bien de leurs enfants devront d'abord étudier leurs aptitudes eu égard à leur santé et à leurs capacités, se dire que les génies après tout sont l'exception, et qu'ils ne peuvent les créer par l'éducation même la meilleure, même la plus parfaite.

La meilleure profession. — Avantages et inconvénients inhérents aux divers métiers. — Des gens pratiques conviendront que la meilleure vocation serait celle qui donnerait à employer dans une mesure convenable les forces physiques et les facultés intellectuelles, de manière que ni les unes ni les autres n'eussent à souffrir.

Les professions manuelles ont les inconvénients ou de rendre trop sédentaire ou de demander trop d'activité, surtout d'activité de quelques organes seulement, de faire séjourner dans de mauvaises conditions d'hygiène, etc.

Les professions libérales, outre la sédentarité, fatiguent souvent trop les facultés intellectuelles. C'est le cas des carrières scientifiques et littéraires qu'on ne doit suivre que si on a pour elles un goût et une aptitude marqués.

Comme intermédiaires, on a les carrières commerciales et industrielles ; aujourd'hui on y pousse beaucoup les jeunes gens ; il y a là une activité de tout l'être ; il y a aussi plus de chances d'arriver à la fortune, mais ce ne doit pas être leur côté séduisant ; comme l'a dit Daguesseau : « le plus précieux et le plus rare de tous les biens est l'amour de son état. » Il n'y a rien que l'homme connaisse moins que le bonheur de sa condition. L'enfant devrait aimer la profession du père, ses parents devraient la lui faire aimer. Toutes choses égales d'ailleurs, le jeune homme sera mieux préparé à succéder à son père qu'à entreprendre une carrière nouvelle, dont il ne connaît ni les dangers, ni les difficultés, ni les déboires. En outre, il sera plus apte à bien remplir son devoir ; l'exemple du père, et même certaines qualités héréditaires en seront la garantie. Le fils d'un négociant intelligent et laborieux a plus de chances pour être un négociant sérieux que le fils d'un artiste ; il y a des traditions qu'il faut conserver. Un homme crée certaines traditions — à force de travail, de prudence, et, toutefois d'épreuves : — pourquoi son fils n'hériterait-il pas de ce précieux dépôt, qu'il transmettrait grossi à son descendant?

L'avis du médecin. — Dans le choix d'une profession le médecin est quelquefois consulté; pourquoi ne l'est-il pas davantage? C'est pourtant plus important qu'on ne pense de ne pas faire embrasser à un jeune homme une carrière où il trouvera tout ce qu'il faut pour exagérer certaines prédispositions héréditaires, ou son tempérament.

Soit par exemple un sujet nerveux ou prédisposé à le devenir, on ne devra pas le pousser dans une voie qui pourrait exagérer son activité intellectuelle. J'ai connu un savant nerveux, qui devint fou après avoir obtenu les plus grands succès. S'il eût été agriculteur ou industriel, il ne serait peut-être pas mort à quarante ans. Une vie calme et régulière, demandant une activité plus grande du corps que de l'esprit, eût été dans ce cas un préservatif efficace.

S'agit-il d'un rhumatisant ou d'un enfant simplement prédisposé à cette maladie que certaines professions telles que celles de soldat ou de marin excitent, il est indiqué de le pousser dans une autre voie.

Pour un garçon fortuné qui serait délicat de santé, je recommanderais de le pousser vers une profession qui lui permît de vivre à la campagne et de diriger ou de surveiller une exploitation agricole ou une industrie saine comme la tannerie. Le pauvre trouvera également aux champs ou dans les bois la manière la meilleure et la plus salutaire de gagner sa vie.

Que de parents qui, au contraire, ayant un enfant faible, ou menacé d'une maladie de poitrine, croient bien faire de l'enfermer dans une boutique, ou de l'asseoir derrière un bureau ! C'est une grande faute. Un tel genre d'occupation ne saurait qu'être encore préjudiciable à sa santé.

Si j'avais un fils débile, je ne lui conseillerais pas plus une profession sédentaire qu'une autre qui serait trop active, comme la médecine par exemple. Il pourrait, en effet, ne pas arriver sain et sauf au bout de ses études, et y arriverait-il que la fatigue physique et la préoccupation d'esprit, le manque de sommeil et de repas réguliers, sans parler des autres inconvénients inhérents à cette profession, pourraient être autant de pierres d'achoppement devant ses pas.

Malgré cela j'avoue, quant à moi, que si c'était à recommencer, je voudrais encore être médecin, et que rien ne me ferait quitter une profession que je désirerais mieux servir, mais que je ne saurais aimer plus.

FIN.

TABLE DES MATIÈRES

TABLE DES MATIÈRES

PREMIÈRE PARTIE

Du rôle des parents et de leurs auxiliaires dans l'éducation des enfants.

DEUXIÈME PARTIE

Hygiène proprement dite ou éducation physique.

TROISIÈME PARTIE

L'éducation intellectuelle et morale devant l'hygiène.

FIN DE LA TABLE DES MATIÈRES.

10231-87. — CORBEIL. Imprimerie CRÉTÉ.

www.ingramcontent.com/pod-product-compliance
Ingram Content Group UK Ltd.
Pitfield, Milton Keynes, MK11 3LW, UK
UKHW020135220726
13923UKWH00001B/179

9 782016 133736